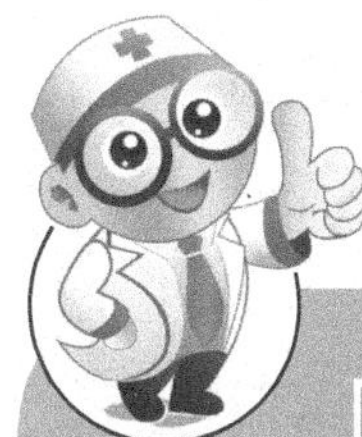

全民科学素质行动计划纲要书系

医博士系列丛书

名医实用效验方荟萃

张倩 主编

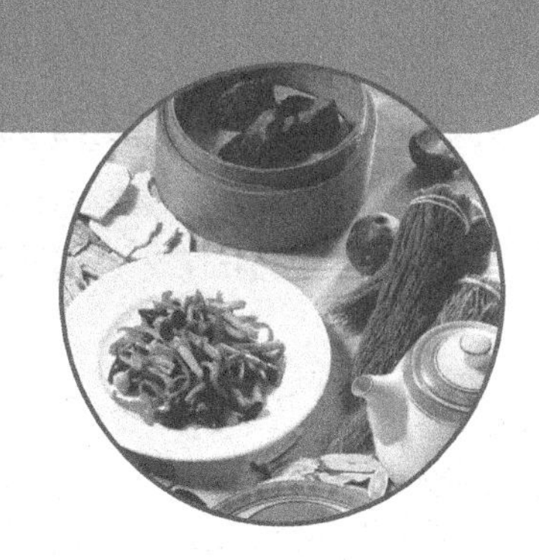

广西科学技术出版社

图书在版编目（CIP）数据

名医实用效验方荟萃 / 张倩主编．—南宁：广西科学技术出版社，2019.11（2024.1 重印）

ISBN 978-7-5551-1272-3

Ⅰ．①名…　Ⅱ．①张…　Ⅲ．①验方—汇编—中国　Ⅳ．①R289.5

中国版本图书馆 CIP 数据核字（2019）第 242635 号

名医实用效验方荟萃

MINGYI SHIYONG XIAOYANFANG HUICUI

张　倩　主编

策划组稿：罗煜涛　　责任编辑：李　媛　周华宇

责任校对：黎　桦　　封面设计：韦娇林

责任印制：韦文印

出 版 人：卢培钊　　出版发行：广西科学技术出版社

社　　址：广西南宁市东葛路 66 号　　邮政编码：530023

网　　址：http://www.gxkjs.com

印　　刷：北京虎彩文化传播有限公司

开　　本：787 mm×1092 mm　1/16

字　　数：190 千字　　印　　张：12.75

版　　次：2019 年 11 月第 1 版　　印　　次：2024 年 1 月第 2 次印刷

书　　号：ISBN 978-7-5551-1272-3

定　　价：58.00 元

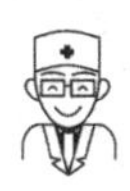

《医博士系列丛书》编委会

前 言

博大精深的中医学具有几千年的悠久历史，是中华优秀传统文化的重要组成部分。中医学以其完整的理论体系、丰富的文献资料、显著的临床疗效，深受广大人民群众的信赖与欢迎，在国内外享有极好的声誉。

作为中医学重要组成部分的中医验方，是历代医家治病救人的临证精华，也是民间群众长期与疾病作斗争的经验总结。许多中医验方具有用药不多、药源广泛、取材容易、使用简便、省钱省时等诸多优点，对各种常见病、多发病有良好的疗效，对一些疑难杂症也有意想不到的治疗效果。

《医药星期三》是广西科学技术协会下属的广西科学技术普及传播中心编辑出版的医药科普报纸。该报纸创办十多年来，广泛搜集整理全国名老中医、各省（自治区、直辖市）名中医、基层医院中青年中医及民间乡村医生在临床上行之有效的中医验方进行刊登报道，深受广大读者的欢迎与喜爱。据许多读者反映，使用这些中医验方治好了久治不愈的疾病，甚至还治好了一些在医院治疗未愈的疑难病症。应广大读者要求，我们将近年来《医药星期三》刊登过的、读者反映疗效较好的验方和临床医案进行分类整理，并汇编成书，以便读者查阅、保存与使用。

本书由南方科技报社原副总编辑李家强先生审稿。李家强先生为医学学士，1978年考入广西中医学院（今广西中医药大学），曾任广西医学科普委员会委员、广西科普作家协会医学专业委员会委员，曾编著出版3部医学科普专著，是中国科学技术协会“茅以升科技传播奖”获得者。

读者需要特别注意的是，中医验方虽具有良好的疗效，但也不能乱用、滥用，一定要在专业医师的指导下使用，以免发生药不对证等意外状况。

《医博士系列丛书》编委会

2019年7月

目 录

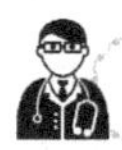

名医验案

一、内科

二、外科

三、妇科

四、皮肤科

五、五官科

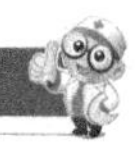

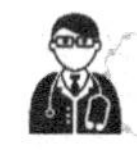

中医简方

一、内科

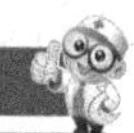

二、外科

三、妇科

四、儿科

五、皮肤科

六、五官科

中医妙招

一、内科

二、外科

三、妇科

四、儿科

五、皮肤科

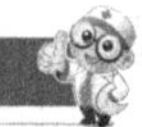

六、五官科

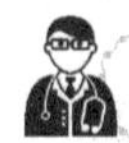

千家妙方

一、内科

二、外科

三、妇科

四、皮肤科

五、五官科

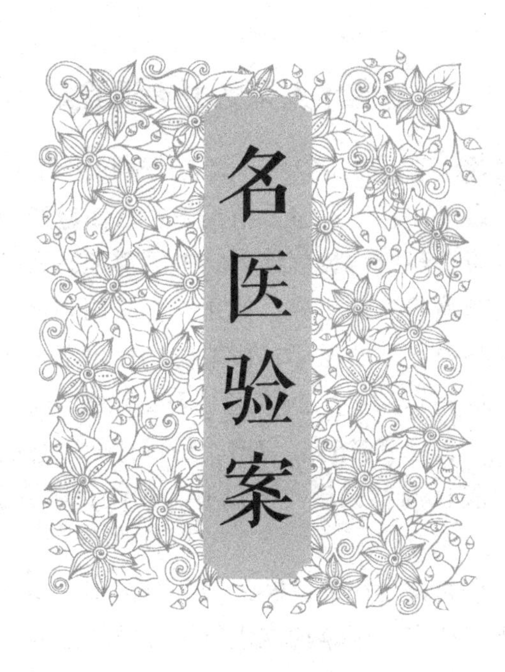
名医验案

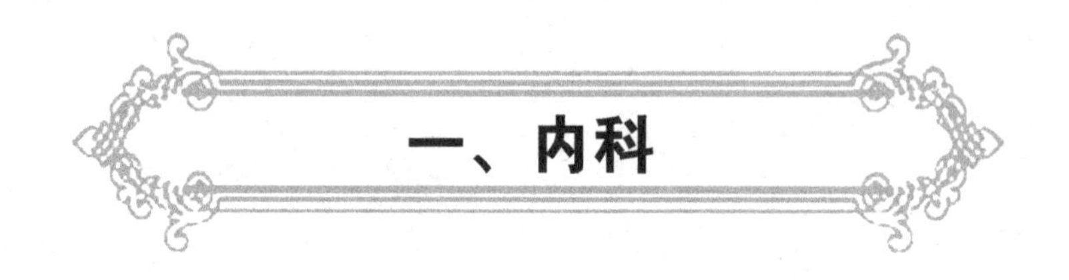

一、内科

治老年人记忆力衰退验案

【病案】患者顾某，男，62岁。家属代述该患者小脑萎缩2年，近半年来记忆力剧降，遇事即忘。刻诊：精神疲惫，面色灰白，手足不温，声低语怯，易睡，舌淡、苔白，脉沉细弱。中医辨证属元神不足，元气虚弱，脑髓空虚。治以养脑髓，益元神，补元气，兼调心肾。处方：炙黄芪、炒党参、灵芝、炙鸡内金、炒麦芽、茯苓各20克，葛根30克，红参（另炖兑服）、三七粉（冲服）各6克，肉苁蓉、石菖蒲各10克，制附子（先煎）、制远志、五味子、炙甘草各5克。7剂，每日1剂，水煎分3次服。二诊：药后症状好转，续服14剂。三诊：记忆显著改善，原方三七粉减至3克，14剂。随访记忆可。

【体会】健忘属神志病的范畴，与五脏虚损、情志失调、痰瘀互结等关系密切，临床病情多迁延难愈或进行性加重，发展为痴呆。此案为天癸之神元气不足所引起，故重在补元神，益元气，养脑髓。元神元气充足，记忆力自然改善。

治痴呆验案

【病案】患者罗某，男，70岁。患者3年前出现记忆力稍下降，以近记忆为主，反应迟钝，计算力稍减退，常找不到生活用品。经多家医院诊治，未见明显好转，平素自服吡拉西坦改善记忆力，但病情渐行性加重。刻诊：记忆力明显下降，以近记忆为主，常认错儿女，反应迟钝，计算力明显减退，常找不到生活用品，注意力集中困难，腰膝酸软，头晕耳

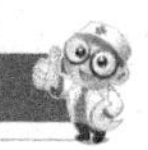

鸣，懈怠思卧，齿枯发焦，表情呆滞，沉默寡言；或四肢不温，口唇发绀，夜寐不安，舌淡白且苔白、少，脉沉细弱涩。头颅核磁共振检查提示脑萎缩，无明显脑梗灶。中医诊断：痴呆。辨证：肾虚髓减。治法：益肾生髓，活血通络。处方：熟地、山茱萸、丹皮、当归尾、赤芍、地龙各10克，山药12克，黄芪、红景天各15克。30剂，每日1剂，水煎分3次服。二诊：患者反应迟钝较前好转，腰膝酸软稍缓解，认错儿女情况减少，口唇较前红润，舌淡白且苔白、少，脉沉细弱稍涩。目前仍肾虚髓少，脑失濡养，但瘀阻脑络之症较前缓解，故增强益肾生髓、活血通络之功。原方熟地加量至15克，30剂，服法同前。三诊：患者反应较前灵敏，记忆力稍改善，腰膝酸软好转，舌淡白且苔白、少，脉沉细弱。患者瘀血渐去，髓海仍不足，继原方去地龙，加鹿角胶（烊化）6克，无新发症状则续服3个月。

【体会】本方中熟地滋阴补肾，山茱萸、山药补肝肾而填精，黄芪、红景天益气补精，气虚而血行不畅、瘀血内生，加丹皮、当归尾、赤芍、地龙等活血化瘀之品，则脑络通畅、神明得养；视肾阴虚损程度选加鹿角胶等血肉有情之品，以增强填补脑髓之力。通方使肾精充盛，脑髓充盈，精明神聪。肾藏精，精生髓，髓聚成脑，表明脑髓皆由肾精化生。因此，肾精充足，髓海得养，脑髓充沛，则思维敏捷。痴呆病病程日久则多瘀，瘀阻脉络，脑髓亦失濡养，瘀血得化，血流顺畅，脑髓得濡，则脑聪手灵。因此，本方在补肾填髓基础上加用活血化瘀之品，使肾充髓旺，血活瘀祛，如此则精盛、髓满、脑充、瘀散、络畅、窍通。治病求本，标本兼顾，方得奇效。

治健忘验案

【病案】患者姜某，男，69岁。患者诉1年前因急性胆囊炎行胆囊切除术，术后逐渐出现记忆力下降，表现为近事易忘，丢三落四，伴食欲不振，腹胀，乏力，头部昏沉感，晨起痰涎较多，眠可，大便不成形且每日2次或3次，夜尿4次或5次。刻诊：神疲倦怠，腰酸，时有耳鸣，口中黏腻不渴，舌暗红、苔白腻，舌下络脉瘀曲，脉弦滑。头颅核磁共振检查显示：

脑萎缩。中医辨证为脾肾亏虚，血瘀痰阻。治以健脾益气、补肾填精、活血祛痰之法。处方：山药20克，党参、茯苓、远志、石菖蒲、当归各12克，炒白术、熟地、制何首乌、杜仲、枸杞子各10克，五味子、川芎、法半夏、砂仁、陈皮各8克。14剂，每日1剂，水煎分3次温服。二诊：患者记忆力稍好转，食欲改善，神疲乏力明显减轻，清晨头部仍偶有昏沉感，大便成形、每日2次，舌暗红、苔白微腻，舌下络脉瘀曲，脉弦略滑。继进上方14剂。三诊：患者记忆力同前，日常生活不受影响，头部昏沉感明显减轻，精神状态与初诊时判若两人，大小便可，舌暗红、苔薄且根部微腻，舌下络脉瘀曲，脉弦略滑。守上方去法半夏、陈皮，加鸡血藤、牛膝各12克，郁金10克。14剂，每日1剂，水煎分3次温服。此后患者曾多次复诊，6个月后再随访，患者诸症皆除，生活已如常人。

【体会】本案中的老年男性患者，胆囊切除术后出现记忆力下降，此为脾虚及肾、痰瘀互结之证。脾虚运化无力，则见食欲不振；气血生化乏源，血不养心，肾失充养，神机失用，发为健忘；脾不升清，加之脾虚生痰，蒙蔽清窍，则头部昏沉；神疲倦怠、腰酸等均为脾肾两虚之象。舌脉可见痰、瘀之象。故治以健脾益气、补肾填精、活血祛痰之法。

二诊：患者食欲改善，神疲乏力明显减轻，可见脾气渐充，痰浊已去大半。乘胜追击，脾气健运则自可充养肾精，气足则血行，故守原方。三诊：患者脾虚已复，痰浊渐消，肾虚一时难复，血瘀难除，故去法半夏、陈皮，加牛膝、郁金、鸡血藤，以待脾旺充养肾精，气足血行，肾精得充，可收全功，故诸症悉除。

治中风后抑郁症验案

【病案】患者黄某，男，21岁。患者因左侧肢体麻木伴言语含糊就诊于当地医院，诊断为脑干梗死。出院后遗留左侧肢体活动功能障碍，情绪容易失控，经常痛哭流涕。刻诊：神志清，精神疲，左侧肢体活动功能障碍，言语含糊，消瘦，周身乏力，口干，偶有胸闷心悸，夜间经常咳嗽咳痰，夜尿多，进食量多，眠差，大便干，舌红、苔少，脉弦。处方：百合、生龙骨（先煎）、生牡蛎（先煎）各20克，生地、炙甘草各12克，

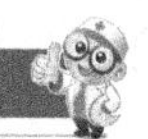

知母10克，郁金、远志、法半夏各7克，当归尾5克，酸枣仁、瓜蒌仁各15克，陈皮、茯苓各9克。每日1剂，水煎分3次服。7剂后，患者情绪控制能力较前增强，睡眠较前稍改善，咳嗽咳痰、胸闷心悸及口干较前稍减轻，大便基本正常。效不更方，继续给药7剂后复诊，患者情绪较前改善，睡眠较前明显改善，咳嗽咳痰、胸闷心悸及口干较前明显减轻，大便基本正常。仍诉肢体乏力，上方去法半夏、陈皮和茯苓，加黄芪、仙鹤草各20克。服法同前。服10剂后复诊，情绪基本能控制，未再出现痛哭流涕的情况，夜间睡眠好，偶有咳嗽，无痰，周身乏力较前减轻。效不更方，原方续服10剂。

【体会】中风后抑郁症属中医“百合病”范畴。患者中风后情志抑郁，由于肺经、心经阴虚燥热，扰乱心神，使心神不宁，行为失调。百合地黄汤源于《金匮要略》，该方由百合、生地组成，具有滋阴清热之功效，是张仲景为心肺阴虚内热而影响神明，出现精神恍惚不定，语言、行动和饮食等失调之百合病而设。方中百合色白入肺，养肺阴而清气热；生地色黑入肾，益心营而清血热。诸药合用，心肺同治，阴复热退，百脉因之调和，病可自愈。

治嗜睡症验案

【病案】患者某某，男，42岁。主诉：嗜睡，四肢无力，腰酸膝软20余日，起因为近来工作繁忙，劳累过度，渐觉精神疲倦，四肢无力，食欲不振，少气懒言。后出现腰酸膝软，嗜睡。西医治疗10日未见明显疗效。症见神疲倦怠，面色苍白，少气懒言。治法：补中益气，温肾升阳。处方：黄芪15克，党参、熟地、菟丝子各12克，炒白术、淫羊藿各10克，当归8克，炙甘草、升麻各6克，陈皮、柴胡、制附子（先煎）各5克，麻黄3克。每日1剂，水煎分3次服。连服5剂后患者的症状明显改善。去制附子、淫羊藿，继服7剂，嗜睡消失，精神恢复。

【体会】本案患者劳累过度，耗损精气，以致脾肾亏虚，中气下陷，清阳不升，精明之府失于荣养，故神疲嗜睡。方中黄芪、党参、炒白术、炙甘草补脾肾之元气；柴胡、陈皮、升麻配合诸药升清降浊，调理气机；

当归补血活血。现代药理研究表明，麻黄对大脑、中脑及延髓有兴奋作用，再配以制附子、熟地、淫羊藿、菟丝子补肾温阳，振奋阳气，加强麻黄鼓阳气上行之功，以助清阳濡养精明之府。此配伍精妙，取效捷达。

治心悸验案

【病案】患者庞某，男，56岁。近半年来反复出现心悸、胸闷，动则尤甚。平素肢冷怯寒，失眠多梦。现症：心悸，胸闷，自汗，气短，动则尤甚，肢冷畏寒，夜寐不安，易惊醒，舌淡暗、苔薄白，脉沉细弱。西医诊断：心血管神经症。中医诊断：心悸，辨证属心阳不振。治法：温补心阳，安神定悸。处方：党参、炙黄芪、炙甘草、珍珠母（先煎）各15克，桂枝8克，生龙骨（先煎）、生牡蛎（先煎）各20克，合欢皮、茯神、甘松各10克。7剂，每日1剂，水煎分3次服。服药后患者心悸消失，夜寐改善，仍感乏力，畏寒，舌淡暗、苔白，脉沉细。原方加制附子（先煎）、五味子各6克，当归10克。续进2周，药后诸症悉减，继进2周以巩固疗效。

【体会】本案患者久病体虚，损及心阳，心失温养，故见心悸，惊恐不安；汗为心之液，心阳受损，气虚不摄而见自汗；胸中阳气不足，动则耗气，故胸闷气短；阳虚血液运行迟缓，肢体失去温煦，故见畏寒肢冷；心不藏神，心中惕惕，则善惊易恐，夜寐不安。治疗重在温补心阳。方中制附子、桂枝温振心阳；党参、炙黄芪益气助阳；炙甘草益气养心；生龙骨、生牡蛎重镇安神定悸；珍珠母、合欢皮、茯神、甘松、当归等安神定志，补血养心之品使阳气得运，心神得养，惊悸得安。

治胃热扰神致失眠验案

【病案】患者刘某，男，39岁。患者因从事接待工作，长期大量进食肥甘油腻之品，且嗜好烟酒，近半年生活不规律，2个月前出现入睡困难，白天无法入睡，夜间服用助眠西药后仅能勉强入睡2～3小时，且梦多易惊，严重时彻夜难眠，昼间头昏目眩，心烦易怒，时觉口渴、口苦、口中异味，积食不香，时有齿龈酸痛，大便秘结，舌红、苔黄燥，脉滑数。四

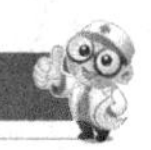

诊合参，辨为不寐之胃火炽盛，气耗津伤。治宜清热养阴、益气生津。处方：生石膏、生龙骨（先煎）各25克，麦冬18克，生地、知母、牛膝各12克，大黄5克，山栀子、玄参、淡竹叶、清半夏、黄芩各8克，琥珀3克。7剂，每日1剂，水煎分3次服。患者服药1周后复诊，睡眠改善，口苦、口中异味减轻，原方生地加至18克，连服7剂后可顺畅入睡，二便调畅，其余诸证均消。

【体会】患者长期饮食失节，日久脾胃失运，宿食停滞，郁而化热，耗伤津液，上扰心神，则见烦躁不寐；热邪伤津耗气则见乏力、口渴；燥热蒸腾胆汁上泛于口则见口苦；津液下不能濡润大肠，舟车难行，则大便秘结；结合舌苔、脉象，辨为中焦燥热、耗气伤津。故选用清胃滋阴之剂，玉女煎加减，寓养阴于清火之中，全方共奏清胃泻火、益气养阴之功。

治失眠多汗症验案

【病案】患者某某，男，63岁。间歇性失眠、多汗3年多，平时间断服用安神补心丸、安神补脑液等，症状时轻时重。近半年来失眠、多汗之症加重，每晚入睡不足4小时，白天动辄汗出，夜间汗出湿衣被、烘热，出汗部位以前胸及颈部为主，且夜间间断性胸闷、气短、心慌，偶有左胸疼痛，每次发作约持续半小时左右。不敢仰卧入睡，仰卧则胸闷、气短更甚。发作时自服速效救心丸、复方丹参滴丸等药，诸症似有减轻。曾在医院检查后诊断为心血管神经症。因症状反复发作，痛苦不堪，要求服用中药调治。刻诊：面色苍白，少气懒言，舌淡红、苔薄白，脉缓。中医诊断证属肺气不足、营卫不和，治当补益肺气、调和营卫。处方：黄芪、煅龙骨（先煎）各15克，桂枝、白芍、防风、白术各10克，生姜、大枣、炙甘草各6克。每日1剂，水煎睡前服。连服5剂后患者失眠及多汗症减轻，夜间胸闷、气短、心慌等症发作次数明显减少。再进10剂后，患者述胸闷、气短及心慌诸症再未复发，汗出已止。夜间能入睡6小时。又以原方加减服药30剂，诸症悉除。嘱患者保持心胸豁达，适当进行体育锻炼。

【体会】中医认为，营卫不和是造成失眠、汗出的病机之一。结合本案，其理甚是。通过脉症综合分析，本案患者病机实为肺气不足、营卫不和；胸闷、气短、心慌系阴阳之气交通不利所致；面色苍白、少气懒言显然是肺气不足、胸阳不振使然。故以本方对症治疗，药证合拍，疗效显著。治疗中须谨遵“先其时发汗”之训服药，即在汗出之前服药，微发其汗，以顿挫病势，充分发挥药物的治疗作用，这一点也充分体现了中药择时服药的特点。

治早期糖尿病验案

【病案】患者赵某，男，45岁。口干口渴1个月。1个月前发现血糖值升高，空腹血糖值14.7mmol/L。症见口干口渴，无明显多饮、多食、多尿及体重减轻，无头昏乏力，无手足麻木乏力疼痛，无皮肤瘙痒，食眠尚可，大小便可，舌偏红、苔薄黄，脉细。既往有吸烟史、饮酒史20多年。西医诊断：2型糖尿病。中医诊断：消渴，火热炽盛证。治法：清热生津。处方：天花粉、生牡蛎（先煎）、生石膏（先煎）各20克，黄连6克，黄芩10克，黄柏、生姜各8克。4剂，每日1剂，水煎分3次服。复诊：已无明显口干口渴症状，余无特殊不适。原方化裁再进4剂巩固疗效。其间，患者定期复查，空腹血糖值可维持在6～7mmol/L。

【体会】患者以口干口渴为主要症状，仅血糖值升高，未见其他明显不适，为糖尿病早期典型症状。患者平素喜食烟酒厚味，日久伤及脾胃，脾弱津液运行不畅，加之湿热内蕴，故见口干明显，热灼津伤，津血同源，脉细，结合舌变化，可辨证为火热炽盛证。故予本方清热泻火，则口干口渴症状迅速缓解。

治糖尿病多汗症验案

【病案】患者某某，女，66岁。近年来头汗明显，睡眠一般，手足凉，后背畏寒，饮食可，二便调。既往糖尿病史10多年，近查各项指标均可。查舌体胖，边有齿痕，略暗红，苔薄淡黄；脉略滑。西医诊断：2型糖尿病自主神经功能紊乱。中医辨证属阳虚漏汗证。治以温阳补气，固表止汗佐以安神定志。处方：桂枝12克，白芍15克，制附子（先煎）、党参、

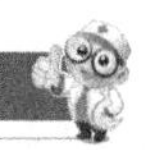

茯苓、茯神各10克，大枣6枚，炙甘草6克，煅龙骨（先煎）、煅牡蛎（先煎）各20克，山栀子8克。7剂，每日1剂，水煎分3次服。服药后患者头汗、背畏寒症状明显减轻，睡眠良好，嘱再进原方7剂。

【体会】本案患者有消渴病史多年，以近来头汗多为主症，舌象略显热象，但考虑其有手足凉、背畏寒等阳虚典型症状，且消渴日久，阴损及阳，故可舍舌从证，仍诊为阳虚漏汗证。治从补气、补阳入手。桂枝、白芍、大枣调和营卫肌表；加制附子急温经复阳，使汗不外泄；再以党参、茯苓、茯神益气养心安神；并加煅龙骨、煅牡蛎收敛止汗。另考虑其舌象略有热象，佐以山栀子清热。全方精练，效专力宏，故用之获佳效。

治脆性糖尿病验案

【病案】患者李某，女，65岁。因发现血糖值升高18年入院治疗。自2015年始，经常出现凌晨低血糖发作，血糖值3.5～4mmol/L，昼夜血糖值波动仍较大，空腹血糖值4～18mmol/L，餐后2小时血糖值13～15mmol/L。现寻求中医治疗。刻诊：头晕，乏力，口苦，易汗出，食欲不振，口干，胃脘胀满，便干，视物模糊，舌淡暗、苔白，舌边有齿痕，脉沉弱，关尺部虚大而长，右脉甚于左脉。西医诊断：脆性糖尿病。中医诊断：消渴。中医辨证属元气不足，中气下陷，阴火内生。治法：补益中气，泻火养阴。处方：黄芪30克，白术、党参、葛根、泽泻各15克，五味子、麦冬各6克，黄柏、柴胡、升麻、黄连各3克。每日1剂，水煎分3次服。服药后第15天患者上述症状均有好转，血糖指标控制良好（空腹血糖值6～9mmol/L，餐后2小时血糖值9～15mmol/L），未见低血糖症状，血糖值平稳性明显改善。

【体会】脆性糖尿病常见于1型糖尿病，也可见于2型糖尿病晚期，为胰岛β细胞功能完全衰竭、胰岛素缺乏的表现。本案患者一直保持恒定的进食及运动量，胰岛素用量和使用方式也不变，但仍出现不能预期的频繁低血糖，且一日内血糖值波动较大，可诊断为脆性糖尿病。《黄帝内经》曰："脾脆，则善病消瘅易伤。"胰岛β细胞衰竭，血糖值波动较大，导致脆性糖尿病，脆性糖尿病类似"脾脆"。此乃体质素弱、年长体弱、久病体虚、脾胃失常，致中气不足，气血乏源，阴火内生引发此病。脾胃受损，元气亏虚，升降失常，致脾气不足，气虚下陷，运化失常导致血糖值波动异常，脾胃元气不足是消渴病形成的十分关键的原因。从大量的临床病例诊治来看，亦证实了中气不足是脆性糖尿病形成的关键原因，而“阴火”正是脆性糖尿病发生的关键病机。在脆性糖尿病治疗中，遵循东垣之法，内伤阴火常用黄连、黄柏等苦甘寒之品泻阴火，用黄芪、党参、白术等甘温之品补脾胃益元气，葛根、泽泻、五味子、麦冬益气、养阴、生津，柴胡、升麻升阳举陷。当然，泻阴火之品在治疗过程中为短期使用，并非长期需要，阴火消散得效之后转以恢复正气为要。

治消渴病验案

【病案】患者赵某，男，54岁。平素喜食肥甘厚味，近3个月渐现口干，体重下降7千克，近1个月来周身乏力渐重。刻诊：口干而黏，乏力困倦，每至餐前饥饿感明显，进食量大，眠差，大便黏腻不成形且每日2～4次，舌淡暗、苔白腻，舌体胖有齿痕，脉滑。中医诊断为消渴病，痰浊中阻型。治则：燥湿健脾，化痰降浊，和中调糖。处方：炒苍术、炒白术、厚朴、淡豆豉、芦根各10克，泽泻、茯苓、薏苡仁各30克，夜交藤50克，桂枝、甘草各6克。每日1剂，水煎分3次服。二诊：血糖值高，口干，考虑为津失布散、升降失司，故于上方加升麻、炒枳壳各10克，牛膝30克，炒苍术、炒白术均加至30克。服药18日。三诊：口干乏力消失，血糖调指标控达标。继续服药2个月，定期复查。

【体会】患者为中年男性，平素嗜食肥甘厚味，肥甘之品聚湿生痰，湿浊中阻，脾失健运，气机升降失调，谷精不布则谷精壅滞血中，血糖值渐升而发为消渴。痰湿困阻则口中黏腻不爽；湿阻中焦津不上承可见口干，湿浊困脾，谷精不能发挥正常作用，反而再聚为痰浊，是以多食为充，故现多食；湿为阴邪，性趋下黏滞，故见大便黏滞不爽；脾虚失于运化，精微营养物质不能运达四肢，肢体失于濡养则乏力；湿性重浊、中焦湿阻亦可见乏力困重、苔白腻。四诊合参，属痰浊中阻证，予燥湿健脾、化痰降浊、和中调糖。经治疗，血糖指标平稳，胰岛功能较前显著改善，且患者口干、口黏、乏力等症均消失。和中降浊调糖饮系胃苓汤化裁

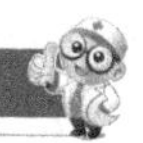

而来，该方以和立法、以和为用，调和升降、调和脏腑，理法方药，丝丝入扣，灵活化裁疗效确切。该患者治疗前口干、多饮、体重下降，提示其胰腺功能紊乱、机体功能失调，脾胰同病则脾胰同调，而纯中药治疗后症状改善明显，高血糖值回落，最终稳定于理想范围，提示紊乱的胰腺功能逐渐恢复，机体调节功能逐渐归于平衡。而胰岛素分泌量增加、胰岛素抵抗改善，也从客观上印证了纯中药控制血糖指标的科学性。辨证施治，是保持调糖稳效的关键。本疗法因人制宜、辨证施治，致力治本为主、标本同治，改变其致病之因、发病之基、转逆之结，则犹如釜底抽薪、斩草除根，不但疗效显著，而且作用稳定持久。

治男性更年期综合征验案

【病案】患者赵某，男，58岁。主诉：失眠，腰膝酸软，潮热盗汗3个月。患者3个月前无明显诱因出现失眠，腰膝酸软，潮热盗汗，伴有头晕耳鸣，视物昏花，健忘多梦，舌红、苔少，脉细数。曾到某医院就诊，头颅核磁共振检查无异常，给予谷维素、艾司唑仑治疗，效果不佳。患者无慢性病史，血压135/85mmHg，血液生化检查显示肝功、肾功、血糖、血脂均正常。西医诊断：男性更年期综合征。中医诊断：不寐，辨证为肝肾阴虚型。治宜滋补肝肾。处方：枸杞子20克，酸枣仁18克，熟地、山药、山茱萸各12克，白菊花、丹皮、茯苓、泽泻、郁金、远志各9克。每日1剂，水煎分3次服。服药15天后复诊，述睡眠明显改善，腰膝酸软、头晕耳鸣、视物昏花、健忘多梦均有不同程度减轻。原方枸杞子加量至30克，继服15剂。复诊：诸症皆消，生活质量明显提高。

【体会】男性更年期综合征根据其临床表现，可归属于“虚劳”“不寐”等范畴。人类随着年龄的增长，必然会出现一个老化的生物学过程。主要表现为活动效能的降低，思维和体力的减弱，以及协调功能的减低。《黄帝内经》记载，“丈夫……七八，肝气衰，筋不能动，天癸竭，精少，肾脏衰，形体皆极。八八则齿发去”，描述了男子在这一年龄阶段的衰老过程。上方重用枸杞子滋补肝肾，白菊花明目，酸枣仁、远志养心安神，郁金行气解郁。诸药合用，肝肾得补，心神得安，诸症悉除。

治虚劳验案

【病案】患者赵某，女，29岁。疲倦乏力3个月。浑身困倦，肩部酸痛，口腔溃疡，舌淡、苔白，脉弱。中医认为，此乃气血不足、虚火上炎所致，治当益气补中、引火归元。处方：黄芪、山茱萸各30克，白术、党参、炙甘草、当归、炒龟板（先煎）、砂仁各15克，陈皮、升麻、柴胡、甘草、黄柏各10克，制附子先煎6克。7剂，每日1剂，水煎分2次温服。嘱患者注意休息，忌熬夜，饮食宜清淡，忌肥腻辛辣醇酒之品，节房事，畅情志。二诊：服药后疲劳大减，口腔溃疡痊愈，但肩部酸痛依旧，原方加麻黄6克、仙鹤草40克，再服7剂。随访：诸症基本消失。

【体会】此患者临床表现为一派虚象，但同时有口腔溃疡。这一类患者不管是否有口臭、咽痛、面红等明显热象，只要是舌不红，常在辨证的基础上用本方治疗获得满意疗效。临证见上热下寒之象者，常用此方清上热、温下寒而获得良效。

治痛风验案

【病案】患者李某，男，55岁。左足关节反复红肿热痛8年，发作时痛如针刺，行动受限，缓解期局部关节畸形膨大。被多家医院诊断为“痛风”，相继服用秋水仙碱、立加利仙、别嘌醇等药物，症状仍反复发作。半月前症状复发，入夜尤甚，自觉发热汗出，饮食欠佳，小便短赤，大便黏腻不爽。查体：体温36.8℃，左足第一跖趾关节及右手第二掌指关节可见红肿，活动受限，舌红、苔黄腻，脉弦滑。中医辨证属湿热蕴结，气滞血瘀。治以清热燥湿，活血通络。处方：黄芪30克，牛膝、苍术、黄柏、萹蓄、瞿麦、络石藤各15克，枳壳20克，川芎、当归、黄连、桑枝、桂枝各10克。每日1剂，水煎取汁400毫升，早晚分服。服药期间忌食高嘌呤食物，戒酒。服药4剂后，关节红肿疼痛减轻，无发热汗出，原方加土茯苓、荠菜花各15克以增清热利湿之效。续服7剂后，跖趾关节、掌指关节红肿疼痛消失，引吴鞠通“惟引痛风在筋也，重用地龙、桂枝，引痛亦止”，原方去桑枝、桂枝、萹蓄、瞿麦，佐之以地龙、桃仁、红花各10克，赤芍15

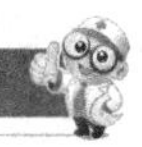

克，活血化瘀，通经活络。再服14剂后，关节无肿痛，活动自如，复查血尿酸正常，患者痊愈。随访未复发。

【体会】该病属中医“痛风”“白虎历节”范畴。患者嗜食肥甘，伤及脾胃，运化失职，致湿热内生，下注经脉蕴于关节，气血运行不畅而致内生瘀血。本方在以苍术、黄柏、黄连清热燥湿的基础上，加瞿麦、萹蓄以利尿通淋，使湿热之邪从小便去；大剂量黄芪以补益元气，意在气旺血行；《丹溪心法·痛风》中记载“四肢百节走痛是也……因于血虚者，用芎、归之类，佐以红花、桃仁”，故选枳壳、川芎、当归以行气活血，牛膝逐瘀通经，桑枝、桂枝、络石藤以通络止痛。

治老年痛风急性发作验案

【病案】患者吴某，男，72岁。右足大趾红肿疼痛，活动受限3天，伴头昏，畏寒，腰膝酸软，腹胀，食欲差，大便3日未行。素有痛风病史。舌暗红，舌中后部苔白微黄腻，脉沉无力。治以六味地黄汤加健脾除湿、活血通络之品。处方：熟地、黄柏、防己各10克，山药、地龙、牛膝、海桐皮各12克，山茱萸、泽泻、丹皮各8克，茯苓、薏苡仁各15克，川芎、炮穿山甲、全蝎、桂枝、制附子（先煎）、甘草各5克。每日1剂，水煎分3次服，连用3剂。3日后来诊，诉服药的当天晚上如厕3次，泻下黑色大便些许，顿觉轻松；次日起床，见原肿胀发亮的右足第一跖趾关节处皮肤已开始起皱，右脚已能下地活动。继守原方服用3剂后，患者恢复如常人。嘱平日宜清淡饮食。

【体会】痛风是长期嘌呤代谢紊乱所致的疾病，属于中医“痹证”范畴，其标为湿浊热邪滞留关节，不通则痛；其本乃脾肾两虚，脾失健运，肾失气化，致湿浊内停。以六味地黄汤加温经通阳之桂枝、温肾助阳之制附子，再加上健脾利湿、活血通络之品，则标本兼顾，故收效迅速。特别值得一提的是，本案患者大便3日未行，而药后最明显的反应是大便通畅，大便一通，湿浊自然有了出路，通则不痛，疾病随之痊愈。

治痹证验案

【病案】患者汤某，男，45岁。双侧膝关节以下部位有冷感10多年，冬季加重有胀感。近1个月双手亦有冷感，经B超查下肢血流变正常，饮食、睡眠、二便均可。体型偏胖，面色红，舌边尖红，脉弦细。既往有高血脂、高血压、脂肪肝病史。中医辨证：寒凝经脉。治则：温补脾阳，通经活络。处方：黄芪、桂枝各20克，赤芍、当归、丹参各15克，甘草、通草各9克，细辛3克。3剂，每日1剂，水煎分3次服。二诊：患者双手及膝关节以下部位冷感消失大半，舌红、苔白，脉弦细。嘱其继服原方，6剂后再诊，诸症均消失，随访半年未复发。

【体会】本案为痹证寒凝经脉型，本方旨在温阳通络。黄芪、甘草健脾益气，赤芍、当归、丹参通经养血，桂枝、细辛、通草通经止痛，其中细辛具有较好的温经通脉的作用，诸药合用共奏驱寒通络止痛之功。基于上述的经验提出告诫，在治疗疾病时，要严格把握细辛的应用指征，若用之不当，则可引起胸闷、恶心、呕吐等诸多不良反应，药证相对，才能发挥其效，治愈疾病，治愈沉疴。

治帕金森病验案

【病案】患者杨某，女，64岁。有震颤麻痹病史3年多，曾被诊断为“帕金森病”，坚持服用美多芭及苯海索，药量逐年增加，但病情仍呈加重趋势。就诊时，患者肌肉紧张，转侧需家人协助，起步困难，步履不稳，面容呆板，表情淡漠，情绪不稳，两目干涩、视物昏花，汗出较多，大便干，舌暗紫，舌尖红，舌边有齿痕，舌苔薄黄，舌底络脉青紫，脉弦细弱。西医诊断：帕金森病。中医诊断：颤证，辨证属肝肾亏虚，筋脉失养。治宜滋水涵木，潜阳熄风。处方：枸杞子、山药、生牡蛎（先煎）、珍珠母（先煎）各18克，白菊花10克，熟地15克，山茱萸、茯苓、牛膝各12克，生龙骨（先煎）25克，泽泻、炙甘草各8克，生姜5克。10剂，每日1剂，水煎分3次服。以此为基础方，随症加减，坚持服药近3个月后，患者病情相对稳定，仅午后出现肢体震颤，肢体活动较前有力，行走身体前倾

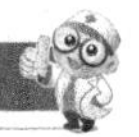

但活动基本自如，可自行穿衣、饮食、做日常家务等，常独自外出晨练。

【体会】杞菊地黄汤原为治疗肝肾阴虚证所见两目昏花、视物模糊等症，为三补三泻之方，为肝脾肾三脏并补之剂。颤证基本病机为肝风内动、筋脉失养，其病位在筋脉，与肝脾肾关系密切。患者患病日久，肝脾肾渐虚，肝肾亏虚则水不涵木，引动肝风；肾精亏虚则见行动迟缓等症；肝肾阴虚则见情绪不稳，两目干涩、视物昏花，汗出较多，大便干，舌暗紫，舌边尖红，脉弦细弱。方用杞菊地黄汤加减治以滋补肝肾、柔筋止痉，佐以生龙骨、生牡蛎、珍珠母重镇潜阳、收涩安神，生姜、甘草调和胃气。合方标本兼治，故而收效。

治体位性高血压验案

【病案】患者某某，男，41岁。因间断性头痛10日来诊。患者10天前大量饮酒后出现头痛，站立时明显，平卧后可缓解，疼痛呈隐痛，自诉疼痛部位以巅顶及眼眶深处为主。7天前因头痛加重，不能持久站立，外院头部核磁共振检查示双侧额叶皮层下少许脱髓鞘病变，头颈部血管未见异常，结合临床症状，考虑低颅压综合征。刻诊：站立时头胀痛，以巅顶部明显，心悸，平卧时头痛可缓解，情绪烦躁，耳鸣，睡眠差，食欲差，平素进食生冷后呃逆，大便稀溏，每日2次或3次，小便可。舌淡、苔白腻，脉弦。卧位血压125/85mmHg，心率75次/分；立位血压140/100mmHg，心率96次/分。既往有酒精性脂肪肝病史。西医诊断：体位性高血压。中医诊断：头痛，辨证属肝郁脾虚型。治宜调肝理脾。处方：党参、陈皮各10克，天麻、白菊花、苍术、炒神曲各15克，郁金25克，白芍、丹参、葛根各30克。7剂，每日1剂，水煎分3次服。二诊：患者站立时头痛较前减轻，改陈皮为炒白术15克，加强健脾之功，继服7剂。三诊：患者站立时头痛较前明显减轻，站立或工作时间过长（4小时左右）需平卧休息，仍以调肝理脾为法，加少许清热祛风之品。处方：陈皮10克，天麻、炒白术、苍术、徐长卿、炒神曲各15克，白菊花、白芍、丹参、葛根、连翘各30克，郁金25克。14剂，服法同上。随访3个月，患者无明显不适。

【体会】通常认为平卧位血压水平正常，而在直立位血压升高即可诊断为体位性高血压。本病属中医学“眩晕”“头痛”等范畴。本案患者中年男性，酒食不节，损伤脾胃，脾气亏虚，失于运化，故见食欲差、便溏；胃失和降，故见呃逆；湿浊内生，阻滞气机，肝气郁结，肝阳上亢，故见头胀痛、耳鸣；肝郁化热，热扰心神，故见心悸、烦躁、眠差。结合舌脉辨证属肝郁脾虚，故治疗当以调肝理脾为法。调肝以天麻平肝熄风，白菊花平肝疏风，白芍柔肝缓急，郁金解郁行气、活血清心；理脾以苍术燥湿健脾，神曲健脾和胃、消食化积，陈皮理气健脾、燥湿化痰，党参、白术益气健脾；兼用丹参活血以助疏肝，葛根升阳以助理脾；佐以连翘清热解毒，徐长卿祛风化湿。调肝以平肝、柔肝、疏肝为主，理脾将燥湿健脾、益气健脾、理气健脾、健脾和胃相结合，共奏调肝理脾之功效。

治低血压验案

【病案】患者李某，女，29岁。自诉头晕、失眠、健忘、腰膝酸软、畏寒、乏力10多年，间或加重，每突然起立时觉头晕明显加重。诊见：舌红、苔薄，脉细弱，血压75/55mmHg。西医诊断：低血压。中医诊断：气阴两虚，肾阳不足之眩晕。处方：人参6克，麦冬15克，五味子、制附子（先煎）各10克，黄精20克，炙甘草3克。5剂，每日1剂，水煎分3次服。二诊：自诉诸症减轻，查血压80/55mmHg。效不更方，原方加减，连服40余剂，患者血压升至95/65mmHg，自觉诸症消失。随访血压正常。

【体会】低血压目前尚无特效药物，中医辨证论治治疗效果明显。本病属中医“眩晕”范畴，辨证为气阴两虚、肾阳不足，治以益气养阴，补肾壮阳。方中生脉散益气养心滋阴，制附子补益元阳，黄精补气生精，炙甘草调和诸药。现代药理研究亦证明，生脉散有强心、调节血压、改善心功能的作用，而人参、制附子均有强心升血压、改善微循环、提高免疫力、抗应激等作用，麦冬可稳定心肌细胞膜，同时有正性肌力作用等。因此，药证相合，则顽症得解。

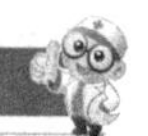

治内伤发热验案

【病案】患者刘某，女，58岁。自诉近10日每日13:00～16:00无明显诱因出现低热，体温37.3～37.5℃，次日清晨体温自行恢复正常。刻诊：头晕，乏力，口渴，手心热，体形消瘦，舌红、苔薄黄而干，脉弦数。西医诊断：发热待查。中医诊断：内伤发热，证属阴虚型。治宜滋阴清热。处方：银柴胡、胡黄连、白薇、丹皮、地骨皮、秦艽、竹茹、枇杷叶各15克，青蒿、鳖甲（先煎）各30克，知母12克，蚕沙、草果、生地各10克，甘草6克。每日1剂，水煎取汁300毫升分早、晚各1次口服。服药3剂，发热持续时间缩短，继服4剂而愈。

【体会】内伤发热的基本病机为脏腑阴阳气血失调，不论是气（阳）虚、阴（血）虚，还是气、血、痰、食、瘀等诸邪，必有外在体征和表现。本案根据“口渴，手心热，体形消瘦，舌红、苔薄黄而干，脉弦数”等症状辨证为阴虚发热，予滋阴清热。方中银柴胡清热凉血，退虚热而无苦燥之弊，知母滋阴泻火而清虚热，胡黄连入血分而清热，地骨皮降肺中伏火，去下焦肝、肾虚热，三者相伍，共清阴分之虚火；秦艽辛散苦泄，青蒿清虚热而善透伏热，鳖甲滋阴搜邪于内，助青蒿、秦艽透邪于外；甘草调和诸药，并防苦寒药物损伤胃气。《医方集解》：“此足少阳厥阴药也，地骨皮、黄连、知母之苦寒，能除阴分之热而平之于内，柴胡、青蒿、秦艽之辛寒，能除肝胆之热而散之于表，鳖阴类而甲属骨，能引诸药入骨而补阴，甘草甘平，能和诸药而退虚热也。”再加丹皮、白薇、蚕沙、草果、竹茹、枇杷叶、生地，诸药合用，共奏热去阴复之功。

治头痛验案

【病案】患者李某，女，65岁。主诉头痛反复发作3年余，愈发加重半月。患者3年前因休息不足出现头部胀痛，以前额发际线处疼痛明显，以搏动性为主，后去医院行头颅检查，未见明显器质性病变。后未予重视。半月前头痛再发加重，故来就诊。刻诊：头痛而胀，以前额发际线处疼痛明显，以搏动性为主，痛甚时可连及眉棱骨及牙齿，伴心烦，口苦，食欲差，夜间眠差，大便干结难解，小便正常，舌红、苔黄腻，脉弦细数。西医诊断：血管神经性头痛。中医诊断：阳明经头痛，辨证为湿热上扰。治以清热利湿、活血止痛。处方：葛根、赤芍各15克，黄芩10克，黄连6克，白芷、陈皮各8克，川芎、丹参、虎杖、草果各12克，灯心草、甘草各5克。6剂，每日1剂，水煎分3次饭后温服。二诊：诸症较前好转，已无心烦、口苦，仍感头部隐痛，舌淡、苔薄白，脉弦细。原方中去黄芩，黄连用量减半，加天麻12克，续服6剂。三诊：诸症明显好转，舌淡红、苔薄白，脉沉细。在原方的基础上加太子参15克，麦冬12克。续服5剂。后随诊，头痛未再发。

【体会】中医将头痛分为外感头痛和内伤头痛。本病从病因论治，应为湿热头痛，然细阅本病之特点，其头痛部位似有一定的循行规律，故将本病辨为阳明经头痛，属湿热上扰而发之。方中用黄芩、黄连清内热，厚肠胃；“治风先治血，血行风自灭”，故加赤芍、丹参以活血定痛；再加灯心草清心除烦；虎杖、葛根活血定痛、清热利湿；白芷、陈皮、川芎、草果相伍行气燥湿；甘草调和诸药。纵观全方，先以祛邪为主，但考虑患者年迈，后加太子参、麦冬以益气养阴，亦不忘治本，故收显著疗效。

治外感咳嗽验案

【病案】患者李某，男，46岁。自述2周前患“感冒”后出现咳嗽，痰多色白，口干。在医院多次进行静脉点滴抗生素和口服中西药物治疗，未愈。目前咳嗽频作，夜间尤甚，痰多而黏，不易咯出，时有咽干痒，偶有胸闷感，舌红、苔白，脉浮。中医辨证为外感风寒邪气迁延不愈，郁闭肺卫，肺窍不利证，治以疏风止咳、宣畅肺气为主。处方：瓜蒌15克，炙紫菀、百合各12克，莱菔子10克，炙麻黄、前胡各8克，炒苦杏仁6克，白芥子、紫苏子、桔梗、浙贝母、炙甘草各5克，百部3克。4剂，每日1剂，水煎3遍均取药汁，药汁混合，分早、晚各1次服用。服药后咳嗽明显减轻，胸闷感不显，但仍感咽部不适，上方去白芥子、莱菔子、瓜蒌，加玄参12克、射干10克，3剂，服法同前。后复查痊愈。

【体会】外感风寒或风热后，诸症已除，唯留咳嗽未去者，多为咳

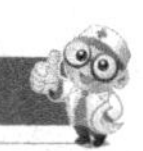

嗽迁延不愈，表邪未尽，亦见愈后复发的患者，常有口咽喉部不适，或发干，或发痒。究其原因，此为外感寒邪袭肺，寒邪郁肺，不得宣散，肺窍不利所致。治疗上应疏风散寒、宣畅肺气以止咳。本方宣肺散邪，畅利肺气，宽胸祛痰。《实用中草药大全》曰，瓜蒌能“清肺、润肺化痰，宽胸利气”；《中药志》云，瓜蒌主“涤痰结，舒肝郁”。中医认为，全瓜蒌为治疗痰病佳品，尤其是黏痰之病尤效，用量要大，至少15克以上才有效；同时，认为治肺应避免使用过于辛散燥烈药物，即“香燥伤阴”之意，故方中加百合、浙贝母润肺止咳，一者减其燥烈之性，二者又可止咳。另外，百部润肺祛痰，味较苦，故用量较少，为佐使。

治外伤久咳验案

【病案】患者曹某，男，30岁。因久咳不愈1月余就诊。患者于50日前不小心跌倒，胸部撞石头上，因衣服穿着较厚，未发现伤口，局部却很疼痛。经胸部X射线检查，结果未见异常。20日后，有轻微咳嗽，并逐渐加重。由于白天轻微咳嗽，夜间加剧，遂来就诊中医。刻诊：阵发性咳嗽，夜间加剧，咳嗽时间短暂，咳嗽声重，痰少，伴有轻微胸闷痛，舌暗紫、苔厚腻，脉数伴涩。诊断：咳嗽，属瘀阻肺络型。处方：炒山楂、茯苓各15克，丹参、赤芍、白前各10克，红花、浙贝母各6克，生姜3克。每日1剂，水煎，饭后温服。3剂后，咳嗽明显减轻。原方加减共治疗1周后，临床症状消失。

【体会】患者因寒冬外伤，瘀血内阻，伤及肺络，肺气不宣而咳嗽。方中丹参、红花、山楂、赤芍均有活血化瘀的作用。《本草纲目》记载，丹参具有活血、通心包络的功效，与红花通经、山楂散瘀、赤芍行瘀配伍，活血化瘀不伤阴，不碍胃；浙贝母止咳散结；白前行气消积止咳；茯苓利湿除浊；生姜温经散寒。全方活血化瘀不伤阴，清热利湿止咳不留邪，中病机而获良效。

治食管反流性咳嗽验案

【**病案**】患者周某，女，48岁。初诊述反复咳嗽已有3个多月，痰黏量多，夜间更甚，同时伴见反酸嗳气，腹胀痞满，恶心欲吐，不欲饮食，口黏等症状，舌淡红、苔白腻，脉弦滑。静脉注射头孢类抗生素5天无效，经X射线检查提示：双肺未见病变。诊断：食管反流性咳嗽，属胆胃不和、冲气上逆。处方：代赭石（先煎）15克，海螵蛸、茯苓、炒白芍各12克，浙贝母、法半夏、吴茱萸、枳实各10克，陈皮、甘草各6克，黄连、干姜各5克。每日1剂，水煎2次，合并药液分2次服用。连续服药7剂后，咳嗽痊愈，诸症皆除。

【**体会**】食管反流性咳嗽是肺部顽固性咳嗽的一种，属于中医“咳嗽”范畴。其标在肺，其本在胃和食管。肺、胃同司肃降，胃气升，则肺气也升，挟冲气上逆而扰肺。因此，要调和胆胃、和胃降逆，应用浙贝母、干姜、茯苓、黄连、吴茱萸，寒温并用，清热化痰而不伤胃；代赭石、枳实同用能降肺胃之气；炒白芍、陈皮、甘草增强和胃降逆之功；海螵蛸制酸止痛。药症相合，故获良效。

治咳喘验案

【**病案**】患者张某，女，52岁。喘息性支气管炎病史10多年，咳喘每于夜间及天气转冷加重。2周前患感冒，就诊时无恶寒发热，无鼻塞流涕，但咳喘加重，喘咳声低，甚者张口抬肩、不喜平卧，活动后尤甚，有清稀白痰，难咯出，短气疲倦，喜叹气，进食量少，食后饱胀，口淡口干，眠差，二便正常，舌淡、苔白，舌体胖大，舌边有齿痕，脉细弱。诊断：喘证（肺脾气虚证）。处方：太子参、黄芪、茯苓、山药、薏苡仁各15克，白术、柴胡、枳壳各10克，草薢12克，当归、五味子各8克，升麻、细辛各3克，炙甘草6克，连服药14剂。二诊：患者咳喘、气短好转，痰量减少，但仍难咯，遂于上方加莱菔子15克、瓜蒌皮12克，续服21剂。三诊：患者咳喘基本缓解，痰可咯出，余症明显好转，舌淡红、苔白，舌边齿印消退，脉较前有力。嘱患者服香砂六君子丸善后。

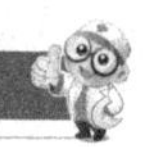

【体会】肺为气之主，肾为气之根，脾胃为生气之源，脾胃为中焦气机升降之枢纽，脾胃亏虚，则气机升降失调，气逆而作喘。患者曾感受外邪，虽表邪已去，但正邪相争损耗正气，且患者病程日久，肺脾气虚明显，气失升降，故咳喘；脾不运化，生化乏源，故短气神疲、喜叹气、食量少、腹胀、口淡；痰饮内停，故痰多；津不上承，故口干。方中太子参、黄芪补益中气；白术、茯苓、萆薢、山药、薏苡仁健脾利湿；柴胡、升麻、枳壳升提阳气，理气行滞；当归补血和血，“气为血之帅，血为气之母”，补血亦能助气行；五味子敛肺平喘；细辛温肺化饮；炙甘草调和诸药。

治慢性支气管炎验案

【病案】患者刘某，男，74岁。主诉慢性支气管炎10多年，每年秋、冬季即咳嗽，来年天暖时咳嗽缓解。就诊时咳嗽较前好转，但仍咳嗽、咯痰不止，影响食欲和睡眠。咽痒而咳，夜间咳重，痰少色白黏稠、咯吐不利，咽干，口渴欲饮，食欲欠佳，舌红、苔薄白，脉沉缓无力。既往有30多年吸烟史。胸部X射线检查显示肺纹理紊乱。西医诊断：慢性支气管炎。中医诊断：咳嗽，辨证为阴虚肺燥型。治当养阴润肺，祛痰止咳，佐以养胃益阴。处方：鸡内金12克，石斛、沙参、麦冬、玉竹、桑叶、百部、桔梗、党参、陈皮各10克，甜杏仁8克。每日1剂，水煎分3次服。服4剂后，咳嗽已止，食欲也明显好转。原方继服4剂巩固疗效，随访咳嗽未再发。

【体会】患者患慢性支气管炎10多年之久，平素有吸烟史，加之年龄较大，气血阴阳渐衰，故在劳累、休息不好时咳嗽加重，平素易咽干口燥，易感冒等。方中沙参、麦冬、玉竹、桑叶清肺、养阴、生津；党参补气；百部润肺降气化痰、理肺止咳；陈皮理气健脾化痰；桔梗、杏仁一升一降，调畅气机，使脾气得升，肺气得降得宣；石斛养胃阴；鸡内金消食和胃。

治进食困难验案

【病案】患者贾某，男，79岁。平素嗜酒，数月来情志抑郁，食减便燥，渐至进食有时作噎，咽下困难。就诊前只能进半流质食物，硬食已有2个月不能进；胸际闷胀微痛，饭后尤甚，有时吐白黏沫，口干，不思饮，大便干燥、4至5日一行，夜寐多梦，精神委顿，体重减轻，舌苔白而燥，脉沉涩。经医院检查显示，谓食管狭窄，未发现癌变。中医诊断：平素嗜酒，加之情志怫逆，气郁积聚，致使阴阳不和，三焦闭塞，咽噎不利，格拒饮食，渐至津液干枯，口燥便难。治则：顺气开郁，养阴润燥。处方：薤白、清半夏、郁金、茜草根、牛膝各10克，瓜蒌18克，旋覆花（包煎）、天冬、麦冬各5克，当归12克，代赭石、火麻仁各15克，炒枳实、陈皮、桃仁、杏仁各6克。每日1剂，水煎3次服。服3剂。二诊：诸症如前，胸际略畅，大便仍燥。加蚕沙、皂角子各10克，再服5剂。三诊：诸症减轻。

【体会】张景岳云："噎膈一证，必以忧愁思虑、积劳积郁，或酒色过度，损伤而成。盖忧思过度则气结，气结则施化不行，酒色过度则伤阴，阴伤则精血枯涸，气不行则噎膈病于上。"何梦瑶云："酒客多噎膈，食热酒者尤多。以热伤津液，咽管干涩，食不得入也。"中医无食管狭窄病名，综观脉症，属噎膈之证。本方用调气润养之剂治疗此病，以旋覆代赭汤和瓜蒌薤白半夏汤加减为主，佐以桃仁、杏仁、当归滑润之药，天冬、麦冬滋阴养津，郁金、枳实、茜草、陈皮等开郁顺气。

治食欲不振验案

【病案】患者兰某，男，47岁。每日只能勉强进食一二两，不食亦不饥。在医院住院近1个月，经多方治疗，予健脾、消导等药，俱不见效。刻诊：患者无嗳气，无呕吐，未见形体消瘦，稍觉胸闷，舌正常，舌苔薄、黏腻，脉稍觉弦迟。中医诊断：舌苔黏腻，弦主饮，迟主寒，当是胃寒挟浊。处方：吴茱萸15克，党参9克，生姜、神曲各10克，大枣3枚。水煎分3次温服。次日，患者来述，服药后食欲大振。令其再服1剂，以巩固疗效。

【体会】不食一证，起因最杂，寒热虚实，均可致此。本案不食，无证可辨，仅见舌苔黏腻，脉来弦迟，老中医师以此为凭，而断本案为寒饮痰浊作祟，足见其辨证过人之处。

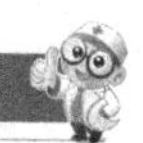

治慢性胃炎验案

【病案】患者某某，女，41岁。患者近4年来反复出现胃脘部胀痛、食欲差、嗳气、反酸，遇情志不遂或工作紧张则症状加重。医院胃镜检查确诊为“慢性胃炎”。曾服用西药予抗酸及保护胃黏膜治疗，症状仍反复发作，为求中医药治疗前来就诊。刻诊：胃脘部胀痛，食欲差，嗳气，反酸，心烦，精神倦怠，舌淡红、苔薄白，脉弦细。中医诊断：肝郁脾虚，胃失和降。治以疏肝健脾，和胃降逆止痛。处方：柴胡、当归、白术、海螵蛸、佛手、黄芪、延胡索、厚朴各10克，白芍20克，茯苓、党参各15克，甘草5克，薄荷（后下）、木香（后下）各6克。每日1剂，水煎分3次服。服药7剂后，诸症减轻，守原方加减继服14剂，诸症基本消失。遂嘱其口服逍遥丸及四君丸以巩固疗效。

【体会】慢性胃炎多属中医“胃脘痛”“痞证”等范畴。本案患者乃因长期情志不畅、精神紧张使肝郁气滞，脾胃虚弱肝胃不和而发病，治应疏肝健脾、和胃降逆。方以柴胡、薄荷疏肝解郁，党参、黄芪、茯苓、白术、甘草健脾益气，当归、白芍养血和营，厚朴、木香、佛手、延胡索理气止痛，海螵蛸制酸。诸药合用，共奏疏肝健脾、理气和胃之功，可使气机通畅，脾得健运，诸症随之而消。

治胃痛验案

【病案】患者张某，女，39岁。胃痛10年，经常发作，曾在医院行胃镜检查诊断为“萎缩性胃炎”。刻诊：胃脘灼热疼痛拒按，痛无节律，形瘦食少，食后腹胀，口干口苦，大便不畅，舌红、苔薄黄，脉小数。中医诊断：属胃火炽盛胃阴不足。治以清胃火，养胃阴。处方：白芍15克，沙参12克，山栀子、淡豆豉、川楝子、佛手各9克，甘草3克。每日1剂，水煎分3次服。服药7剂后，胃脘痛明显缓解，灼热感减轻，仍守原方调治1月，胃痛除，食欲增，大便通畅，体重增加。

【体会】胃为阳腑，喜润恶燥。胃火伤阴则胃失滋润，气机壅滞，胃脘作痛。本方清胃火，以酸甘化阴之白芍、甘草养胃阴，山栀子、淡豆豉清胃热，缓急止痛，佐入川楝子、佛手理气止痛，沙参养胃生津，火清阴复，痼疾得瘥。

治胃下垂验案（一）

【病案】患者赵某，女，38岁。因脘腹胀痛伴下坠感2年初诊。患者有胃病史多年，脘腹坠胀，久立、劳累、饭后加重，曾在某医院被诊断为“胃下垂”，经口服吗丁啉（多潘立酮片）治疗，效果不佳。因无明显诱因症状加重而就诊。刻诊：瘦长体型，腹部膨隆，可闻及振水音。行钡餐造影示：胃下垂（Ⅰ度），胃蠕动明显减弱，排空功能差。患者面色无华，困倦乏力，心悸眩晕，不能久立，不思饮食，舌淡、苔薄白，脉细弱。中医诊断：胃缓，证属脾虚下陷。治则：健脾益气，升阳举陷。拟行百会药灸疗法，操作方法：①患者取正坐位，穴位常规消毒。②用刀切如一元硬币大小生姜片数枚，厚0.2～0.3厘米，中心扎数小孔。③取升陷汤药粉适量（黄芪20克，知母12克，柴胡、桔梗各8克，升麻3克，共研细粉），用适量醋调呈稠糊状，敷于百会穴局部。④姜片置于百会穴，将事先搓好的大小适中的锥形艾炷（小于姜片）置于生姜片上。⑤点燃艾炷，待其燃烧，以百会穴出现温热感为宜，反复灸疗1小时，若出现灼热疼痛即换新鲜生姜片继续施灸。隔天1次，10次为1个疗程。治疗1个疗程后，患者自述脘腹胀痛等症明显缓解，但饭后脘腹下坠感犹存，继续按上述方法施治。2个疗程后，钡餐造影复查示：胃恢复到正常位置，胃蠕动排空正常。近期随访无复发。

治胃下垂验案（二）

【病案】患者范某，女，38岁。患者素体瘦弱，近2年来由于经常加班，站立太久，常觉胃脘部痞胀疼痛，食后尤甚，时闻胃中漉漉作响，泛恶清涎，卧后稍舒。由于工作需要，不得充足休息，病情日渐加重，形体羸瘦，胃脘疼痛日甚，终至休工。经医院检查提示中重度胃下垂，肝功能正常。刻诊：面色苍白，体单形瘦，大便溏薄、日行1次或2次，肢冷背

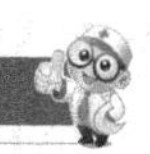

寒。查见其舌淡、苔薄白而水滑，脉沉细无力。辨为禀赋虚弱，加之长久站立，饮食失节，劳伤其中焦之脾气，胃肌薄弱，和降失司，水湿内停为饮，阻遏中阳。处方：茯苓、炒枳壳各15克，炒白术、葛根各12克，桂枝、升麻、党参各8克，甘草、陈皮各5克。每日1剂，水煎分3次服。服药1周，胃脘痛大减，无泛恶清涎，大便正常。方药对证，更进半月，胃脘痞胀疼痛得除，肢冷背寒亦去，脉来较前有力。后以苓桂术甘汤合补中益气汤加枳壳、葛根调理2个多月，面颧渐次红润，纳佳便调，神气渐旺，体重增加2.5千克。

【体会】以本案胃下垂表现的临床症状论，当属痰饮所为。患者禀赋亏虚，加之肾元又损，不得充实后天之本，且又站立过久，耗伤中焦之气血，胃体濡养不能，而成胃缓、胃下之证。中焦脾虚，胃失和降，不得健运，水湿不化，停聚而成痰饮，更遏中阳，不得温煦。治当温阳化饮，补益中气。遂遣苓桂术甘汤为主方以温化水饮，以振脾阳，更加葛根升阳益胃以助提举之力，升麻以提下陷之气，配用枳壳、白术理同枳术丸，以调升降出入之气机，寓降于升，从而使气机宣畅，水饮蠲除，胃下得瘥。

治腹痛验案

【病案】患者王某，男，45岁。患者因突发上腹部疼痛2小时来诊。主症：患者突发上腹饱胀疼痛，拒按，伴发热，时有恶寒，时时欲呕，大便干结，小便短黄，左上腹可触及一8厘米×6厘米大小的肿物，按之较硬、有结节感，舌红、苔薄黄而腻，脉弦滑。B超报告提示：急性胰腺炎，胆囊炎，胆囊内砂粒样结石。西医诊断：急性胰腺炎，胆囊炎，胆结石。中医诊断：腹痛，辨证为肝胆郁热证。治宜疏肝利胆，通腑泄热。处方：金钱草15克，柴胡、黄芩各12克，白芍、枳实、木香各10克，法半夏9克，大黄6克，甘草3克，生姜5片为引。每日1剂，水煎分3次服。服药2剂后，疼痛缓解，大便得通，诸症均有所减轻。续以原方加减，服至7剂，已无明显症状。复查B超结果提示：肿块消失，胰腺大小正常，胆囊内砂石明显减少。随访一年余，未复发。

【体会】《金匮要略》指出：“诸黄，腹痛而呕者，宜柴胡汤。”

胆为六腑之一，以通为顺，故宜大柴胡汤。大柴胡汤原治邪郁少阳，兼阳明里实。现代药理研究证实其有保肝、利胆、抗炎、解热等作用。白芍、木香配伍，药理研究证实有增强胆囊收缩功能，金钱草清肝胆湿热，可增加胆汁流量，促进胆汁分泌。诸药配伍使郁热清透宣泄，肝胆得以疏泄条达，共奏疏肝利胆、理气活血、通络止痛的功效。

治呕吐验案

【病案】患者宋某，女，62岁。频繁呕吐4个月。素有重度胃下垂病史，4个月前出现频繁呕吐，吐物酸腐，大便干结、5～6日一行。医院确诊为十二指肠球部溃疡，幽门管不全梗阻。B超检查结果提示胆结石，给予输液对症治疗无效。刻诊：朝食暮吐，暮食朝吐，面色萎黄，极度消瘦，眼窝凹陷，皮肤干燥，肌肤甲错，胃脘胀满，大便干结、5日一行，乏力，食欲差，神志清晰，精神欠佳，舌暗红少津，舌苔前中部剥脱、根部白腻而厚，脉沉弦细。行胃、十二指肠B超显示：①重度胃下垂，幽门相对狭窄伴梗阻；②十二指肠球部溃疡；③胆石症。中医诊断：呕吐，证属脾胃虚弱，中气下陷，气阴耗伤，浊邪上逆。治宜健脾和胃，升提中气，益气养阴，泄浊止吐。处方：黄芪、党参各15克，白术、柴胡、陈皮、当归各10克，升麻、炙甘草、大黄各8克，芒硝6克（冲服），玉竹、石斛各12克。3剂，每日1剂，水煎频频呷服。嘱清淡饮食，定时定量。二诊：用上法后诸症大减，呕吐止，饮食增加，便通神爽，舌苔前中部仍剥脱、根部白腻，脉沉虚弱。效不更方，停用西药，续用上方15剂。三诊：患者已能下地劳动。随访未见复发。

【体会】呕吐一证，其辨证可概括为“寒、热、痰、瘀”4个主要证型，治疗以降逆和胃为基本原则。掌握服药时机，是取效与否的关键，临证应在空腹或在宿食吐净后频频服药。本案患者由于中气极度下陷，呕吐日久而诸症蜂起。临床紧扣中气下陷之病机，谨守“六腑以通为用，以降为顺”古训，突破传统的呕吐辨治方法，在益气育阴的基础上，大胆使用调胃承气汤以泄浊止吐，导逆气下行，药中病机，病速愈。

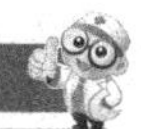

治泄泻验案

【**病案**】患者彭某，男，23岁。平素体健，因贪食瓜果患泄泻，愈后屡有反复。刻诊：面目虚浮，足胫水肿，日泻3～5次，无腹痛及脓血，大便呈水样，尿短少，舌淡胖、苔白，脉濡缓。中医辨证属脾胃不健，疏泄无权，水湿内聚为患。治宜培补中州，分利水谷。处方：防己、桂枝、黄芪、茯苓、车前子（包煎）各10克，陈皮、炙甘草各6克。每日1剂，水煎分3次服。服药5剂，诸症减轻。继服5剂，病愈。

【**体会**】本案初由贪食瓜果损伤脾胃，疏泄失职，湿壅下焦，阴阳不分，故病水泻。水邪渍于肌肤，而致浮肿。防己茯苓汤运脾理湿，加车前子开支河以通水道，陈皮理脾肺以利三焦，气顺湿除，肿泻自愈。

治慢性结肠炎验案

【**病案**】患者陈某，女，54岁。患慢性结肠炎3年，做肠镜2次，服用西药无数，效果不明显。刻诊：大便溏泄、每日5次或6次，伴下腹隐痛，乏力，叹气则舒，舌淡、苔白腻，脉细弱。此为肝脾不和，予以调中舒肝汤加味。处方：炒白术20克，茯苓18克，党参、姜半夏各15克，香附12克，砂仁、木香、佛手各10克，土茯苓、薏苡仁各25克。每日1剂，水煎分3次服，共服7剂。二诊：患者每日大便2次。加补骨脂18克，继服14剂而愈。

【**体会**】本案患者脾虚兼肝郁，《景岳金书》曰“泄泻之本，无不由脾胃”，予以调中舒肝汤健脾、舒肝、和胃，再加薏苡仁健脾、渗湿，增强健脾化湿的作用，加土茯苓利湿、解毒。《本草纲目》载“食之当谷不饥，调中止泻”，而且不伤正气，泄泻自止。

治肠鸣不断验案

【**病案**】患者刘某，男，68岁。患者平素消瘦，面色萎黄，2年前曾患冠心病，服药从未间断。自诉2个月前，饮食减少，出现肠鸣辘辘，旁可闻及，间断发作，因无其他不适而未诊治。近日来，病情较前加重，肠鸣连续不断，伴有腹部稍胀，便溏，腰酸背凉。曾求医诊为“不完全性肠梗阻”，用果导片、蓖麻油及增液承气汤等治疗而效果不显，故来就诊。刻诊：患者形体消瘦，神疲乏力，气短懒言，肠鸣辘辘，连续不断，矢气，食少便溏，完谷不化，腰酸背凉，查体腹部稍胀、未触及痞块，舌淡胖、有齿印，舌苔薄而滑，脉沉细而无力。中医诊断：脾肾阳虚，属水走肠间之痰饮证。治宜健脾化饮，温肾壮阳利水。处方：茯苓20克，桂枝、炒白术各15克，菟丝子12克，肉桂、干姜各9克，甘草6克。每日1剂，水煎分3次服。服药2剂后，肠鸣较前减轻，尚间断出现，饮食增加。继服3剂，肠鸣偶尔可闻，大便成形，余症均有好转。守方守法，再服3剂，诸症悉除。半年后随访未见复发。

【体会】人体正常的水液代谢，赖肾之气化、肺之肃降、脾之转输，通过三脏共同协调而完成。本案患者久病体虚，加之年高气弱，脾肾之阳不足，水液难以输布，水走肠间而见肠鸣辘辘诸症。《金匮要略》云：“其人素盛今瘦，水走肠间，沥沥有声，谓之痰饮。”此当属狭义痰饮之证，其实证用己椒苈黄丸主之。本案患者体瘦面黄，气短神疲，舌淡胖、有齿印，舌苔薄而滑，脉沉细而无力，一派脾肾阳虚之象，其痰饮虚证可见，故用苓桂术甘汤加肉桂、干姜、菟丝子健脾化饮，温阳利水。药中病机，效果颇佳。

治成人神经性尿频验案

【病案】患者陈某，女，52岁。因持续2年不能憋尿超过20分钟，曾多次到医院就诊，检查无器质性病变。西医诊断：神经性尿频症。中医证机概要为三焦决渎失调，膀胱气化失宜。检查：焦虑面容，舌淡红，脉略弦。治宜疏通三焦，通利水道，助膀胱气化。处方：柴胡、黄芩、法半夏、党参、猪苓、茯苓、白术、生姜各10克，桂枝、泽泻各9克，大枣3枚，炙甘草6克。每日1剂，水煎分3次服，连服3剂。二诊：服药3天期间，小便次数一直正常。继服3剂，巩固疗效。随访无复发。

【体会】患者因患病多年神经紧张，调节失常，而致膀胱气化功能失

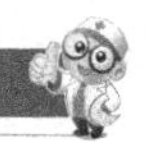

常。小柴胡汤调和三焦，可以疏解紧张情绪。五苓散为治水之圣剂，对水液代谢失常的小便不利或尿急、尿频尤为适用，故两者合用起效甚速，效如桴鼓，出乎所料。

治老年性夜尿频验案

【病案】患者茹某，男，76岁。夜间尿频量少，每晚尿6次，尿清，服用补肾益气固涩药无效；易感冒，受凉易咳嗽气喘，咳痰色白，手足不温，舌淡、苔薄白，脉沉紧。中医辨为肺寒不固。处方：麻黄、白芍、干姜、炙甘草、桂枝各9克，细辛3克，法半夏6克，五味子、益智仁、乌药、桑螵蛸各12克。6剂，每日1剂，水煎分3次服。二诊：服药3剂后，夜尿为4次。继服上方30剂，夜尿为2次。

【体会】本证病位在肺，因肺主通调水道，肺有寒不能通调，水无所主而下趋，夜间阴寒甚，则尿多。审证要点是易于感冒及受凉后即咳嗽气喘，手足不温，咳痰色白。

治老年性便秘验案

【病案】患者陈某，男，70岁。反复便秘10多年，大便四五日一行，每次如厕近1小时方能解少量不成形软便，腹部坠胀难忍。西医检查大肠无器质性病变，诊断为低张力性便秘，长期使用开塞露、麻仁丸、番泻叶、肉苁蓉等药物治疗，均不能长效。刻诊：4日未排便，神疲乏力，腰膝酸软，舌淡紫、苔薄白，脉沉细。中医辨证属气血两虚，腑气瘀滞。治宜益气养血，行瘀导滞。处方：黄芪25克，白术12克，当归、丹参、槟榔各9克，川芎7克，桃仁、红花、枳实、地龙各6克，甘草4克。每日1剂，水煎分3次服。服药2剂后大便畅解，继以原方加减再服20剂，患者大便通畅，精神转佳，随访2个月未复发。

【体会】老年性便秘主要属于脾肺气虚便秘。肺主一身之气，司肃降，与大肠相表里，肺气不降则大肠蠕动无力，大便难行；脾主运化，为气血生化之源，脾虚则运化无力，气血生化不足，精微少而失布，大肠弛缓，气虚易滞。老年人每多血瘀，气虚瘀滞互为因果，从而形成恶性循环。治以补气健脾、活血化瘀通络，用补阳还五汤加味。方中黄芪大补元气；白术健脾助运；当归、川芎、桃仁、红花、丹参、地龙活血化瘀，润肠通便；槟榔、枳实行气导滞；甘草调和诸药。补阳还五汤加味治疗本病药中病机，疗效可靠。

治老年性大便失禁验案

【病案】患者曾某，男，72岁。患者无明显诱因出现大便失禁近10年，多年来辗转于国内各大医院诊治，行肠镜及大便常规检查未见明显异常，予口服益生菌及其他西药治疗后，效果欠佳。刻诊：大便稀溏，白天每30分钟排便1次，量少，夜间便不自知，需使用“尿不湿”，伴便不尽感，肛门坠胀感，无里急后重，无黏液、脓血便；疲倦乏力；食少；舌淡胖、苔薄白；脉沉细。中医辨证属脾气下陷证，治宜补益中气、升阳举陷。方用补中益气汤加减。处方：黄芪、五指毛桃各30克，炒麦芽20克，太子参、炒白术、茯苓各12克，泽泻、升麻、柴胡、当归各8克，陈皮5克，山药15克。7剂，每日1剂，水煎早、晚各服1次，餐后温服。7剂服尽，患者白天排便间隔已由30分钟延长至2小时。效不更方，守原方加减续服14剂后，患者已不需使用“尿不湿”过夜，白天大便4次或5次，无其他特殊不适。嘱其服补中益气丸善后，随访未复发。

【体会】中医古籍《医学心悟》云：“遗屎有二证，一因脾胃虚弱，仓廪不固，肠滑而遗者；一因火性急速，逼迫而遗者。”本案患者年老体弱，脾胃渐虚，且病程较长，脾虚日久不能充养肾气，致先天与后天俱虚，清阳不升，“清气在下，则生飧泄”，故大便失禁。治宜补中益气、升阳举陷，方用补中益气汤加减。加五指毛桃、山药增强益气健脾之力，茯苓、泽泻利小便以实大便，炒麦芽开胃消食，使清气得升、浊气得降，则大便失禁自止而病愈。

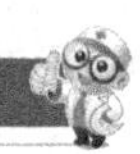

治夜间口渴日久不愈验案

【**病案**】患者黄某，男，71岁。口渴一年多，屡经西医治疗效果不明显，改用中医养阴清热剂仍无效，且腹泻不止。在医院经多次系统检查，均未发现异常。刻诊：口渴，入夜尤甚，然饮水不多，全身乏力，稍怕冷，腹胀，食少，便溏，舌苔白腻，脉濡滑。中医辨证属脾肾阳虚，痰湿内停，治宜温肾健脾、祛痰除湿。处方：茯苓15克，炒白术、苍术各12克，制附子（先煎）、党参、藿香各10克，干姜、陈皮、石菖蒲、炙甘草各6克。5剂，每日1剂，水煎分3次服。二诊：口渴略减，全身稍觉有力，腹胀、便溏减轻，饮食好转，仍怕冷，舌苔稍白腻，脉变化不大。上方加砂仁6克、肉桂3克，服法同前，再服7剂。三诊：口渴基本消除，余症明显好转，舌苔已化，继以二诊方5剂巩固之。

【**体会**】燥者润之，本为治之大法，于此则大谬矣，是以本案投养阴清热剂无效。水和精气之输布，尤在脾之运化。然脾之健运，全赖肾之温煦，尤其年高之人，脾肾阳气已亏，中焦湿浊难化，蕴湿生痰，痰聚于肺则不能为脾散布津液，津液不能上承故口渴也。本案以附子理中汤温补脾肾，加石菖蒲、苍术、藿香等温燥药祛痰除湿，则肾阳旺，脾胃健，痰浊化，口渴除。此古人“以燥治燥”之法，实治病求本之理也。

治单纯性肥胖验案

【**病案**】患者张某，男，30岁。单纯性肥胖2年。患者近来由于农事较多，饮食不节，逐渐形体肥大。刻诊：形体肥大，腹胀，胸脘痞闷，少气乏力，动则汗出，怕冷，面部浮肿，面色无华，饮食差，舌淡、苔白腻，脉细弱。查体身高168厘米，体重85千克。中医辨证属脾胃虚弱夹湿型。方用参苓白术散加减。处方：党参15克，炒白术、薏苡仁、炒白扁豆、黄芪各12克，茯苓、木香（后下）、砂仁（后下）、槟榔、佛手、炒麦芽各10克，莲子肉8克，炙甘草5克。10剂，每日1剂，水煎分3次服。并嘱患者少进食高热量食物，增加运动量，改善不良的生活方式。二诊：患者自觉腹胀、胸脘痞闷消失，饮食可，汗出减少，少气乏力减轻。守原方继服10

剂，服法同前。三诊：患者形体变瘦，饮食可，无乏力畏寒，舌淡红、苔薄白，脉和缓有力，体重75千克。守原方继服10剂，服法同前。2个月后随访，患者体重70千克，无不适。

【体会】本案患者脾胃虚弱，加之农事繁重又饮食不节，导致脾胃运化失职，湿浊内生，气机不畅，故见形体肥大，食欲不振，腹胀，胸脘痞闷。脾失健运，气血生化不足，则见少气乏力，动则汗出，怕冷，面色浮肿无华。治疗以补脾益气、助运渗湿为原则。方中党参健脾益肺、养血生津，擅补脾胃之气；白术既可益气补虚，又能健脾燥湿；茯苓为利水渗湿、健脾助运之药。参、术相合，益气补脾之功效著；苓、术相伍，除湿运脾之效更彰。三味合而用之，脾气充则有散精化湿之力，湿浊去自有健脾之功。黄芪补气升阳、固表止汗；莲子肉甘平而涩，长于补脾厚肠胃，又能健脾开胃；炒白扁豆甘平补中，健脾化湿；薏苡仁甘淡微寒，健脾利湿；茯苓甘、淡而平，健脾助运；砂仁辛温芳香，化湿醒脾，行气和胃；加木香、槟榔、佛手、炒麦芽以行气醒脾助运；炙甘草益气和中，调和诸药。

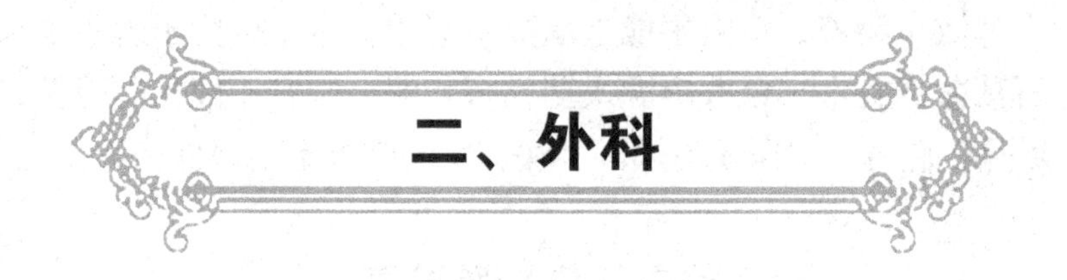

二、外科

治瘰疬验案

【病案】患者许某，男，58岁。右侧颈部、耳后淋巴结逐渐肿大1年，且时有疼痛不适，局部皮肤不红，过度劳累后感症状加剧，休息后可好转，无咳嗽、咳痰、咯血，无消瘦、潮热、盗汗，无畏寒、发热，无头晕、头痛，无回吸性血涕，无口干、口苦，食欲及睡眠尚可，二便调。曾查血常规示白细胞、中性粒细胞数值偏低，淋巴细胞数值偏高，结核菌素试验呈阴性，风湿免疫学检查均正常，肺部及鼻咽部CT平扫、肝胆胰脾

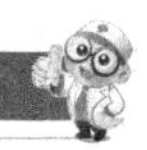

B超检查未见明显异常。先后服用利巴韦林片、头孢克洛胶囊、利可君片等药物，均未获良效。间歇复查血常规改善不明显。刻诊：右侧颈部、耳后皮肤散在数粒黄豆大小结节，边界清，扪之质韧，表面无粘连，移动度好，轻度压痛；患处皮色、肤温均正常，无破溃；诊舌红、苔薄白，脉弦滑。中医诊断：瘰疬。处方：金银花、蒲公英、夏枯草各30克。煎汤，早晚代茶饮之。治疗10日后，患者右颈部及耳后结节渐消失，无复发，复查血常规恢复正常。

【体会】“瘰疬”俗称“老鼠疮”“老鼠串”“鼠疬”，本病相当于西医学的颈部淋巴结结核，是发生于颈部淋巴结的慢性感染性疾病。其小者为瘰，大者为疬，因其常结块成串，累累如贯珠状，故名之。该病多由于悲怒忧思，情志不畅，致肝郁化火，炼液为痰，痰火互结于颈项而成；或因肝肾阴精亏损，虚火内动，灼津为痰，痰火结聚于筋脉而不去，致使筋脉拘急而发。此案中，患者右颈部、耳后淋巴结肿大，有时伴疼痛，其颈部结块成串，累累如贯珠状，属中医外科学“瘰疬”范畴。本案患者症状每因劳累后加剧，休息后好转，提示正气虚于内，痰火结于外，断不可单纯投以清热化痰散结之品，以犯虚实之误。本方仅金银花、蒲公英、夏枯草三味，药少而精，疗效颇丰。其中，金银花味甘、性寒，气味芳香，既可清透疏表，又能解血分热毒，尤为治阳性疮疡的要药；蒲公英味苦、甘，性寒，功在清热解毒，消肿散结；夏枯草味苦、辛，性寒，入肝、胆经，有清肝火、散郁结之功。夏枯草能散结气，同时有补养血脉之功，与金银花、蒲公英合用，使邪去、正气复而体自安。

治反复手足汗出验案

【病案】患者吴某，男，48岁。因手足汗出3个多月就诊。患者3个月来反复手足汗出，时有热感，晨起口苦，脾气暴躁，易发怒，食欲及睡眠尚可，二便调，舌红、苔白腻，脉滑。中医辨证为湿热内郁，逼津外泄。治以清肝泄热，化湿和营。处方：青蒿12克，黄芩、制半夏、陈皮、莱菔子、白蒺藜、白术、五味子、佛手、枳壳、青皮、竹茹各10克，茯苓15克，薏苡仁45克，六一散（滑石、甘草）9克，垂盆草30克。7剂，每日1

剂，水煎分三次服。二诊：诸症渐减，原方去莱菔子，加酸枣仁，7剂。三诊：症状好转，续方14剂。随访，症状基本消除。

【体会】本案是典型的汗证。主要是由两个方面的原因引起：一是肺气不足或营卫不和，以致卫外失司而津液外泄；二是由于阴虚火旺或邪热郁蒸，逼津外泄。总属阴阳失调，腠理不固，营卫失和，汗液外泄失常。西医尚未见有效治疗手段。此病为湿热内郁，郁而发热，逼津外泄。青蒿、黄芩、竹茹为君清泄肝胆之火；陈皮、制半夏、莱菔子和胃化痰；枳壳、小青皮、佛手疏肝理气；白术、茯苓、薏苡仁健脾清热利湿；六一散甘淡利湿，导湿下行由小便而去；垂盆草利湿，清热解毒，有文献指出其有明显降转氨酶的作用；白蒺藜等具有补益肝肾、补肝护肝之功效；五味子、酸枣仁味酸甘，以酸为主，善能敛肺平肝止汗。诸药合用，共奏清肝泄热，化湿和营之功。

治膝关节肿痛验案

【病案】患者张某，女，56岁。双膝关节肿痛不能行走1年多，曾在某医院诊为关节滑膜炎。多次从关节腔内抽出积液，施以关节腔内注射激素疗法，并静脉滴注消炎药、激素等，但肿痛仍不减，患者情绪极为悲观。刻诊：关节肿大，皮色不变，指压波动感极为明显，疼痛屈伸不利，行动则疼痛加剧。治以除湿散寒、祛风活血化痰。处方：白芥子、薏苡仁各30克，干姜25克，乳香、没药、宣木瓜、桂枝、血竭、独活、赤芍、红花、防风、苍术、法半夏、茯苓、甘草各10克，琥珀6克，牛膝5克。上药共研碎，用棉布按病灶大小缝成长方形布袋。将药用小火炒温，喷醋令潮湿，大火炒热，装入布袋，然后将布袋半摊敷于关节上，外裹塑料保温。若变凉再加醋炒热，如此反复。1剂可连用五六次，再用第2剂，方法同前。连用10剂后肿消痛止，关节活动灵活自如而愈。

治周身关节痛验案

【病案】患者张某，女，46岁。双手、双膝关节肿胀疼痛1年多，伴

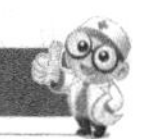

腰骶部酸痛，畏寒肢冷。刻诊：双手、双膝关节肿胀疼痛，腰骶部酸痛，畏寒肢冷，口苦，无食欲，失眠多梦，大便正常，小便偏黄，舌胖大，舌红、苔白腻，脉沉弦有力。双膝关节核磁共振检查示：双膝关节腔内积液。多方治疗病情反复，效果不佳。中医诊断：痹证，证属少阳不利，兼脾肾不足，急则治其标。治宜条达枢机，通利少阳，和营止痛。处方：白芍、茯神各30克，远志20克，党参、柴胡、清半夏、桂枝各15克，黄芪、炙甘草各12克，生姜、大枣、陈皮各10克。制成颗粒剂，7剂，每日1剂，分早、晚各1次，以温开水冲服。二诊：服药后双手、双膝关节肿胀疼痛及其余症状皆有明显缓解，食欲改善，睡眠好转，大便偏干，舌苔脉象同前。原方去陈皮、茯神，加大黄、桔梗各15克。7剂，每日1剂，分早、晚各1次，以温开水冲服。三诊：诸症缓解，暂时停药。

【体会】风寒湿邪杂而为痹，本案以经方柴胡桂枝汤加减，用小柴胡汤条达枢机，桂枝汤调和营卫。桂枝汤中白芍既能缓急止痛，又可收敛营阴、补益肝血，再加茯神、远志治疗失眠多梦，加陈皮理气化痰。二诊大便偏干，以大黄推陈致新、桔梗提壶揭盖通便治疗。

治足痛麻验案

【病案】患者杜某，男，54岁。两足疼痛麻木2年多，每遇下午和劳累后加重，近一个多月痛增，以温水洗烫，其痛不去，两足畏风怕冷，舌淡、苔白，脉沉弦。中医辨证属风寒湿邪内阻，痰瘀闭凝经隧。处方：制川乌、制草乌、制乳香、制没药、羌活、独活、苍术、桂枝、川芎、红花、细辛、牛膝、赤芍各15克。水煎沸30分钟后，维持液温50℃，外洗60分钟。每日2次，每剂药用3日。20余日告愈。随访1年多未复发。

治扭挫伤验案

【病案】患者陈某，男，20岁。踢足球时不慎扭伤右踝。查体可见右踝局部明显肿胀，色青紫，无法走路。局部压痛明显，活动踝关节疼痛加剧。X射线检查示踝关节骨质无异常。遂予冷盐水湿敷。取鲜马鞭草100

克、鲜桃树叶50克，共同捣烂。然后加白芷粉20克，并加入适量黄酒调匀，均匀地敷于患部，外覆盖塑料薄膜，并用纱布绷带简单包扎。每日换药2次。嘱患者卧床休息，略抬高患肢。换药3次后肿痛明显减轻，瘀血渐退。换药8次后即可下地活动，数日后行动如常，告愈。

【体会】临床用本方治疗踝、肩、膝、指等关节急性扭挫伤及其他部位的跌打损伤近百例，疗效显著。马鞭草不仅能凉血杀虫消肿，还能活血破血、祛瘀生新，甚至能行气利水、通络止痛，能改善损伤局部的微循环而促进组织修复，但对皮肤破损者，因有刺激的作用，尽量少用或清创处理后酌情使用。该法简便、效验价廉，值得临床推广使用。

治老年人腿抽筋验案

【病案】患者鄂某，女，75岁。平素晚上偶有小腿抽筋，近2周无明显诱因每天晚上双小腿反复抽筋，严重时抽掣样疼痛（自觉下肢肌肉发生扭转），影响睡眠，伴下肢发凉，无下肢浮肿，无外伤史，舌淡略暗、苔少，脉弦细。中医诊断：痹证，属血虚寒凝。处方：白芍30克，炙甘草10克，牛膝15克。3剂，每日1剂，水煎分3次服。二诊：下肢肌肉仍有发紧感，发凉，舌淡红、少苔，脉沉细。上方加当归15克、细辛3克、制附子（先煎）6克，继服5剂，活血温经散寒以善后。随访未再发作。

【体会】小腿抽筋，医学上称之为腓肠肌痉挛，是腓肠肌痉挛导致腿部抽筋，并随之产生剧痛，其原因与寒冷刺激、过度疲劳、睡眠姿势不当等因素有关。芍药甘草汤组方极为简单，仅芍药和甘草两味药。芍药味酸，酸以收之，具有缓解肌肉痉挛的作用；甘草味甘，甘以缓之。二药相合其作用相得益彰，共同发挥镇痛、镇静的作用。临床常加减治疗下肢肌肉痉挛、疼痛，每获奇效。《本草经疏》说牛膝“走而能补，性善下行”。本方加牛膝意在活血化瘀，引血下行。

治尿路感染验案

【病案】患者某某，女，78岁。患者近2年来常出现尿频、尿急，每

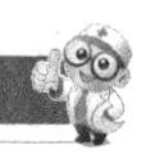

于受凉及劳累后症状加重。前两日劳累后又出现尿频，尿急，伴发热，就诊于某医院，诊断为尿路感染，给予西药口服，症状不见缓解。刻诊：尿频，尿急，憋不住尿，下腹不适，尿色深，食欲差，无发热，舌红、苔白腻，脉滑数。处方：小蓟、生地、车前子（包煎）、茯苓、炒白术、白茅根、炒麦芽、橘红各12克，甘草、赤芍、萹蓄、瞿麦、炒山楂、炒神曲、木香、白豆蔻各8克，滑石15克，砂仁（后下）6克。3剂，每日1剂，水煎分3次温服。二诊：服药后患者症状明显减轻，唯有大便偏干。上方加厚朴10克、火麻仁15克，4剂，煎服法同前。服完药后尿频尿急症状消除，饮食及二便均已正常。

【体会】尿路感染是常见的感染性疾病。本案患者为老年女性，舌苔白腻，脉滑数，中医辨证为湿热淋证，方用八正散加减；又因劳累诱发，食欲差，故用茯苓、白术、木香、白豆蔻及砂仁健脾祛湿，温中行气；佐橘红及炒山楂、炒神曲、炒麦芽以化湿开胃消食，厚朴、火麻仁行气润肠通便。因药证相符，治疗得当，诸症得除。

治尿道综合征验案

【病案】患者王某，女，47岁。4年前开始出现尿频，尿急，尿不尽，憋不住尿，常常因咳嗽或运动而尿出，反复做尿常规检查及中段尿培养检查均未见异常，支原体、衣原体检查呈阴性，B超检查未见异常。刻诊：尿频，尿急，尿不尽，憋不住尿，常常因咳嗽或运动而尿出，神倦乏力，口干咽痒，食欲差，大便可，心烦，失眠多梦，遇劳尤甚，月经时间长（每次7～10天，量少，色暗），舌淡、苔薄白，脉沉细无力。患者久治不愈，甚为痛苦，兼之长期用药损耗气阴，而致气阴两虚，久病入络，膀胱失司，证属气阴两虚、络脉瘀阻。拟方清心莲子饮加益母草、丹参。处方：黄芩、麦冬、地骨皮、车前子（包煎）、炙甘草、柴胡、石莲、茯苓各9克，酸枣仁12克，丹参15克，黄芪、太子参、益母草各20克。每日1剂，水煎分3次服。服药7剂后，诸症缓解，守方再服20剂，诸症基本平息。随访1年未见复发。

【体会】本案患者遇劳易发，属“劳淋”范畴。久病入络，久病耗气伤阴，兼之长期用药损耗气阴，而致气阴两虚，久病入络，膀胱失司。故用清心莲子饮以清心利湿，益气养阴，加益母草、丹参活血通络。证方药合拍而收痊愈之功。有气虚气陷、阴虚不甚者，可用补中益气汤加活血通络之品治疗。

治痔疮验案（一）

【病案】患者张某，男，54岁。3天未解大便，下蹲努挣致使肛门肿痛，大便出血呈滴落状，并伴有肛门灼热下坠感，行走活动不便。患者平素喜食辛辣食物，既往体健，否认慢性器质性疾病。刻诊：截石位肛缘6点见蚕豆大小肿物，表皮暗紫色，表面可见糜烂出血点，体温36.8℃，舌红、苔薄黄腻，脉弦，未曾治疗。诊断：血栓外痔。治疗：嘱患者于便后用淡盐水冲洗患处，取鲜大青叶40克捣烂后包敷于患处，每日换药2次或3次，外敷3日。其间饮食清淡，多食果蔬及饮水。二诊：患者诉脱出物缩小，肿痛减轻，但用力大便后仍有少量鲜血。原方法不变，待大青叶捣烂后，表面扑撒适量云南白药粉，包敷于患处。敷3日，肿痛及出血均消失，留有少量皮赘。

【体会】本案患者过食辛辣刺激食物，热毒与糟粕互结于肠，热伤脉络，外加大便临厕努挣，致肛周皮下静脉破裂，血液瘀积皮下而成痔疮。治疗以清热泻火解毒为本，止血为标。大青叶味苦性寒，外敷患处既清热解毒，又凉血止血，还具有抗菌消炎的作用，可防止患处因秽物而感染。用药期间，为泻热毒定时排便，未完全愈合的糜烂处受压有少量出血，后期辅以云南白药粉促进止血生肌，消肿定痛，故而治愈。

治痔疮验案（二）

【病案】患者赵某，男，62岁。内痔反复出血4年多，脱出3个月。曾在当地行注射疗法及内服中药，效果不满意。刻诊：贫血貌，营养中等，一般情况尚好，膝胸位于肛门5点及9点处各有一痔核脱出，舌红、苔黄，脉弦数。诊为Ⅳ期内痔。处方：地榆25克，白矾20克，苦参15克，当归

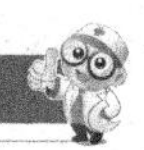

尾、地肤子（包煎）各10克，黄柏、威灵仙（包煎）各9克。每剂药加水3000毫升，煮沸10分钟，取药液先熏5分钟，后坐浴15分钟。坐浴时药液温度不宜太热，以不觉烫痛为度。每日1剂，分2次用，一般在早饭后和晚饭后进行。每次熏浴后，应卧床休息1小时。20剂后，便血明显减少，大便后痔核很少脱出，且痔核缩小到原来的一半。继用20剂后，便血已停止，痔核基本消失，大便后无痔核脱出。继用20剂善其后，随访1年未复发。

治早泄验案

【病案】患者王某，男，28岁。早泄已2年，由房事过频所致，曾服金锁固精丸等无效。其阳物难举，勃起不坚，瞬息即泄，面色苍白，精神萎靡，头晕腰酸，小便清长、有余沥，舌淡、苔薄白，脉沉弱。中医辨证属肾气亏虚，封藏失固，统摄无权。处方：公丁香、细辛各5克，花椒、肉桂、海螵蛸、蛇床子各10克，生龙骨30克。上药以75%酒精浸泡10天，去渣取上清液，装瓶备用。嘱同房前30分钟喷涂阴茎龟头，行房前用温水洗去。连用3次见效，6次告愈。

治阳痿伴性欲低下验案

【病案】患者陈某，男，32岁。阴茎勃起不坚伴性欲下降半年。半年前，患者因恣情纵欲2个月后出现勃起障碍，不能完成性生活，随后又与性伴侣发生口角，闷闷不乐，日渐性欲下降。近日又出现腰膝酸软，心胸烦热，急躁易怒。体检时，未见明显异常，性激素测定未见异常。刻诊：舌红、苔少，脉弦细数。中医诊断：阳痿属肾虚肝郁。治宜滋阴补肾，疏肝解郁。处方：枸杞子20克，熟地、山茱萸、山药、菟丝子、牛膝、白芍、白术各12克，鹿角胶（烊化）、龟板胶（烊化）、当归、陈皮、白蒺藜各8克，柴胡、炙甘草各5克。每日1剂，水煎分3次服，连服15剂。二诊：患者服药半月后，症状已明显改善，在性刺激下勃起坚硬。嘱患者守方继续服用10天。三诊：上述症状消失，性生活满意。

【体会】上方重用枸杞子滋阴补肾，配合熟地、山茱萸补肾涩精。龟鹿二胶为血肉有情之品，鹿角胶偏于补阳，龟板胶偏于滋阴，两药合力，沟通任督二脉，益精填髓、阳中求阴。菟丝子配牛膝强腰膝、健筋骨。全方滋阴补肾、疏肝解郁，故取得疗效。

治慢性附睾炎验案

【病案】患者陈某，男，63岁。嗜烟酒，喜食肥甘厚味，形体偏胖，感冒后出现左侧睾丸疼痛肿胀，到医院就诊，彩超示急性附睾炎，血常规检查显示白细胞、中性粒细胞数值升高，考虑急性附睾炎。经积极治疗，肿胀疼痛较前缓解，左侧仍有阴囊肿块，时感疼痛不适，左侧腹阴囊伴阴茎放射痛，要求使用中药治疗。查体：左侧附睾增粗，扪及约30毫米×25毫米×35毫米肿块，压痛明显；舌淡、苔薄腻；脉弦。辅助检查：彩超示左附睾低回声团块，考虑附睾炎。患者睾丸疼痛不适，小便时时有左侧睾丸疼痛，查尿常规无异常，甚为苦楚，症状反复。故治以清热解毒、散结止痛。处方：苦参、白芷各6克，玄参20克，大黄12克，炒当归10克，浙贝母9克，虎杖30克，夏枯草、金银花各15克。5剂，每日1剂，煎汤外洗，每日2次，每次20分钟。二诊：左侧腹股沟及睾丸疼痛明显减轻，自感肿块较前缩小，左侧附睾可扪及约20毫米×15毫米×20毫米大小的肿块，质韧，压痛较前轻，大便通畅，舌暗淡、苔黄厚腻，脉弦数。因患者舌苔脉象变化不大，症状较前减轻，考虑患者湿热之体，两气相求，胶柱鼓瑟，非一日之功能图。治拟前法，前方加鱼腥草（后下）、蒲公英各30克，乌药12克。7剂外洗后患者症状缓解。

【体会】患者素体湿热，外感风邪，入里化热，湿热下注，气血凝滞，发为肿块，热盛肉腐，则疼痛不适，红肿热痛，肺热下移膀胱，膀胱气化不利，则小便不利。此案用当归贝母苦参汤清泻解毒、散结止痛；并辅以虎杖活血解毒止痛，夏枯草、白芷、金银花等清热解毒、消痈排脓，且外洗患处，使药物直达病所。

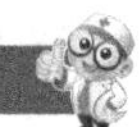

治疝气验案

【**病案**】患者左某，男，62岁。罹患疝气3年，因拒绝手术而求中医治疗。每因长时间站立劳作而致睾丸胀痛偏坠，伴少腹作痛，此时必须休息后才能缓解。曾服用过中药，多是理气疏肝之味，效果甚微。就诊时其舌苔白腻，脉象为弦细无力，其他无痛苦。处方：炒山楂15克，川楝子、干姜、小茴香、延胡索、青皮、橘核仁、炒乌药、甘草各10克，大黄、制附子先煎、木香各5克。每日1剂，水煎分3次服。服用6剂后，未闻其果。半年后来诊，自诉服药后，疝气之苦从未发作。

【**体会**】患者服用此方6剂，疝气半年无复发，效用之奇出人意料。《止园医话》言："将附子与大黄加入普通治疝气方中，收效迅速。"临床治疗多例疝气，均验证此条经验，乃非虚语。本方主药为制附子、大黄，大寒药与大热药相配伍，可起激化作用，攻邪之力凶猛，舍此，止痛效力当即逊色。

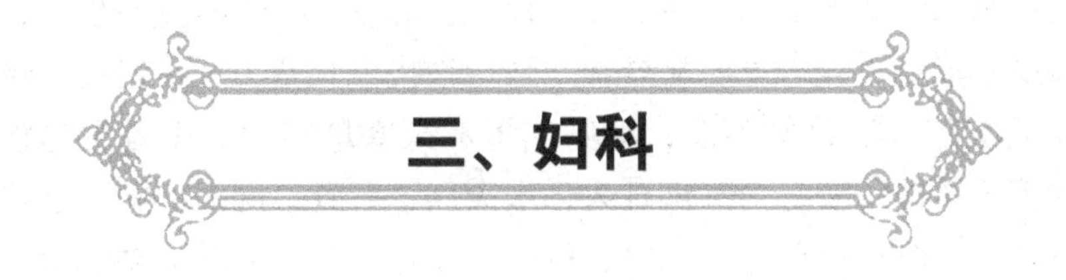

三、妇科

治围绝经过渡期潮热多汗验案

【**病案**】患者王某，女，61岁。多虑、烦躁易怒10多年，症状始于围绝经。伴见：畏热多汗，眠浅易醒，口咽干燥，面赤，喉中痰量多质黏、难咯出，舌暗红、苔薄黄，舌边有齿痕，脉沉。辅助检查未见明显异常。西医诊断：神经症。中医诊断：郁病，证属肝郁化火，心神不宁。治以疏肝理气，镇静安神，清热生津。处方：郁金、甘松、玫瑰花、丹参各10克，薄荷后下8克，合欢皮、地骨皮各15克，百合20克，珍珠母（先煎）、天花粉各18克。7剂，每日1剂，水煎分3次服。同时，对患者加以心理疏导，指导患者调整生活节律。二诊：睡眠良好，烦躁较前减轻；自觉有痰黏滞阻塞喉及胸中，致胸闷气短甚至有窒息之感，须强行咯出方可缓解，咯时费力，声大如雷，痰涎色白量少；自觉烘热，多汗；舌红、苔薄黄；脉沉。上方去珍珠母，加银柴胡、胆南星、海浮石、旋覆花（包煎）各10克。服药后诸症减轻。

【体会】神经症通常是精神症状与躯体症状并见，不同患者，在不同的时间，两者可有偏重。患者为中老年女性，10多年前步入围绝经期时开始出现围绝经期综合征。“女子以肝为先天，阴性凝结，易于怫郁，郁则气滞血亦滞”。患者本有肝肾阴虚，因思虑过度致肝郁气滞，心神失养。初诊时，患者精神症状相对明显，躯体症状较轻，故在治疗时把握主诉，以郁病论治，治以疏肝解郁安神，配合心理治疗，改善精神状态，疗效显著；同时，患者伴见畏热、多汗、口干、苔薄黄等热象，提示肝郁气滞日久、化热化火、耗伤津液，药用地骨皮、百合、薄荷、天花粉清热生津止渴。二诊时患者精神症状明显好转，神经症的躯体症状特点显现。患者自觉有痰涎，辅助检查未见明显异常，强行咯痰极其费力，咯出痰涎量少色白，说明实际分泌物并不多，胸闷气短甚至窒息感均为患者主观感受，机体并无器质性病变，为气郁日久，木火刑金所致，同时心神不宁仍然存在。故在治疗时沿用前方，疏肝、理气、安神，调节人整体功能活动，把握核心，达到牵一发动全身的效果。此外，患者阴虚阳亢症状较前更加明显，故加入银柴胡，增强凉血清虚热之力。为缓解患者躯体症状，加入胆南星、海浮石、旋覆花等祛痰降气。诸药合用，标本兼顾，清养并举，配合心理疏导，共奏疏肝解郁，清热除烦安神，调和阴阳之效。

治痛经验案

【病案】患者米某，女，32岁。患痛经2年，每于月经前小腹坠胀疼痛，脘腹怕凉，如敷冰感，四肢不温，面黄，靠口服或肌注止痛药物止痛。刻诊：舌淡红、苔薄白，脉沉弦紧。中医辨证属瘀阻冲任，寒客厥阴。治宜祛瘀通络，温经散寒。处方：刘寄奴、白芍、蒲黄（包煎）各15

克，肉桂、炙甘草各6克，桂枝9克，饴糖15克，炒五灵脂、生姜各10克，大枣6枚。每日1剂，水煎分3次服。服15剂后症状消失，并嘱患者下次月经前再服7剂加以巩固，4个月后随访未复发。

【体会】痛经于经前或经后，痛在少腹或在腰骶，甚者呕吐、肢冷、凉汗出。其病机多为气血运行不畅所致，原因不外血瘀、气滞、寒凝、血虚等。刘寄奴味苦性温，入心经、脾经，专入血分，临床多用于经闭不通、产后瘀阻、跌扑损伤等症，其苦能降泄，温可通行。方中桂枝、白芍、炙甘草、饴糖、生姜、大枣为《伤寒论》之小建中汤，有温中补虚、和里缓急之效，加肉桂下行而补肾，补命门之火以去其寒；五灵脂、蒲黄活血、散瘀、止痛。全方相伍，共奏温经、散寒、逐瘀、止痛之效，故在辨证加减治疗痛经时能收满意之效。

治女性围绝经期失眠验案

【病案】患者梁某，女，52岁。失眠1年多。月经7天净，量少，色淡有血块；夜间心烦不易入睡，或入睡后梦多，每夜睡眠时间不足4小时；入睡后潮热汗出，日间汗出较少，周身乏力，腰膝酸软，心烦易怒，耳鸣，口干口苦，饮食可，小便短黄，大便干结（每日1次），舌暗红、少苔，舌尖有少量瘀点，脉细数。门诊查性激素六项、甲状腺功能、妇科B超及心电图等，提示促卵泡激素、促黄体生成激素增高，未见其他明显异常。西医诊断：围绝经期失眠。中医诊断：不寐，属心肾不交型。治法当以清心降火、交通心肾、养心安神为宜。处方：柏子仁、酸枣仁各25克，莲子心、白菊花各8克。混合打粉，沸水冲服，每日3次。服药7日后，症状明显改善，卧床40分钟以内入睡，每晚睡眠6小时左右。心烦易怒、头面烘热、口苦症状减轻，二便调。

【体会】女性围绝经期失眠多因阴阳失调、心火旺而肾阴不足所致。方中莲子心味苦、性寒，直折心火，进而可达到烦除卧安、心肾交泰、水火既济、阴复火降的效用；酸枣仁味甘酸、性平，养血安神，润肠通便；柏子仁味甘、性平，养心安神，润肠通便，止汗；白菊花味苦、甘，性微寒，平肝明目。全方共奏调节阴阳、清心安神助眠之效。

治脏躁验案

【**病案**】患者沈某，女，37岁。身体素弱，分娩时出血较多。产后3个多月有头晕心悸，夜寐多梦，食少神疲乏力等症状。由于产假将尽，身体恢复缓慢，心情焦急，以致神情恍惚，胸宇灼热，心烦不安，连夜不寐，呵欠连连，时有哭笑无常，大便不顺畅，近日白带中杂红，舌红、苔黄糙，脉细数。中医辨证属五志化火，耗损营血，血虚无以宁心，心虚则神不安。治宜清火除烦，养血宁心。处方：煅牡蛎（先煎）20克，煅龙骨（先煎）、炒酸枣仁各15克，炒山栀子、淡豆豉、知母、茯苓、炒丹皮各9克，党参、甘草各5克。5剂，每日1剂，水煎分3次服。二诊：症状改善，赤带已净。原方去炒丹皮、煅牡蛎，加火麻仁12克、合欢花6克，15剂后恢复良好。

【**体会**】脏躁属内伤虚证，治以甘润滋阴为其常法。本案遵“五志过极皆为热甚”之说，以本方清热（火）除烦，养血安神宁心，乃标本兼顾之法。

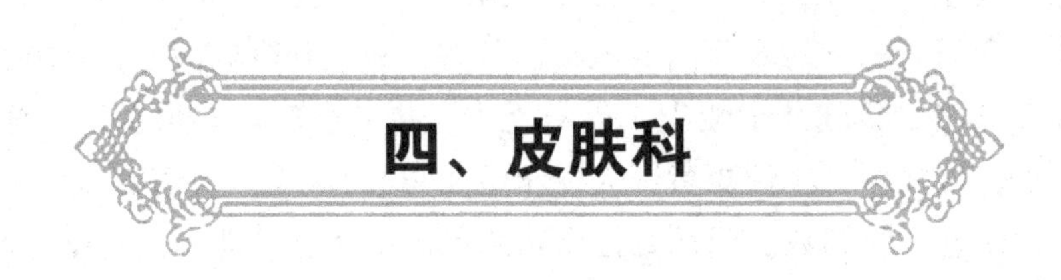

四、皮肤科

治脂溢性脱发验案

【**病案**】患者周某，男，42岁。近3年来无明显诱因出现脱发，头皮油脂多，头发稀疏，几乎秃顶。患者异常苦恼，四处就医，西医诊断为脂溢性脱发，内服外涂诸药，疗效欠佳。患者平素嗜食辛辣厚味，精力充沛，性欲旺盛。刻诊：颜面暗红发亮，头发稀疏焦黄，顶部几无头发，口干，喜冷饮，大便干、2日一行，睡眠尚可，舌暗红、苔薄白，脉实有力。考虑患者先天禀赋异人，平素嗜食辛辣厚味，热灼阴津，滋生湿热，阴虚

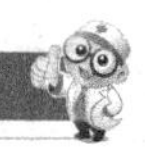

阳亢，故出现精力充沛、性欲旺盛诸症；阴虚血瘀，血不荣发故脱发；湿热上蒸故头皮油脂多；舌暗、面色暗红均为血瘀表现，证属阴虚血瘀挟湿热。治法：滋阴降火，化瘀祛湿。处方：当归、熟地、桃仁、旱莲草、女贞子、茵陈各20克，牛膝15克，红花、炙甘草、枳壳、赤芍、柴胡、川芎、桔梗、知母、黄柏各10克。10剂，每日1剂，水煎早、晚各1次分服。二诊：患者头皮油脂减少，头顶发根部可见细小发绒。嘱续服原方20剂，后患者电话反馈脱发治愈。

【体会】肝藏血，肾藏精，肝肾同源，发为血之余，脱发一症，历代医家责之肝肾不足，血虚脱发。临床多选七宝美髯丹滋补肝肾，养血生发，疗效确切。但临床辨证要注意以下两点：一辨阴阳，辨属阳虚阴盛者可在方中加入桂枝、制附子、干姜等温养肾气，阴虚阳亢者可加入知母、黄柏、旱莲草、女贞子等滋阴降火，以期达到阴阳平和之状态；二辨瘀血，血脉瘀阻，精血不荣毛囊故脱发，单纯脱发即为血瘀之表现，若面色暗红、舌暗，脉涩则辨为瘀血更为明确。本方活血化瘀而养血，行气活血而疏肝，调气机，行气血，改善毛囊血供，促进毛发生长。具体用药时以当归为主药，用以补血活血时剂量一般为30克，辨属阴虚用生地，辨属阳虚，熟地易生地，加减参考上述辨阴阳之法。

治湿疹验案

【病案】患者储某，男，45岁。患湿疹4年，逢冬季消退，至春季复发。发作时不能外出劳动，非常痛苦。内服药物或用药外洗患处效果均不佳。刻诊：面部及两手前臂、大腿部满布鲜红色红斑、丘疹，但无水疱，水肿明显，瘙痒甚剧，灼热感明显，兼有口渴，便干，舌淡、苔薄白，脉缓。中医诊断：湿疹，证属脾失健运，湿热内蕴，外感风湿热。治以清透湿热，凉血解毒，熄风止痒，益气御风。处方：香薷12克，天竺黄、蝉蜕、杭白菊、石决明、丹皮各10克，防风8克，生地、水牛角丝各20克，黄芪、银花、玄参各15克，陈皮7克。7剂，每日1剂，水煎分3次服。服药3剂，疹消痒平；服药7剂后基本痊愈。续服5剂以巩固疗效，顽症治愈。

【体会】风寒或风热闭郁玄府，汗液闭蒙，故聚郁为毒，发疹发痒。

香薷为透汗祛郁之第一要药。香薷气味清冽，质又轻扬，上之能开泄腠理，宣肺气，达皮毛，以解在表之寒；下之能通达三焦，疏膀胱，利小便，以导在里之水。《本草正义》记载，天竺黄凉痰开窍；得香薷之达，无络不通，涤痰而疏络；蝉蜕、白菊花熄风止痒，兼透风热；生地、玄参、丹皮、水牛角凉血解毒；石决明平肝潜阳熄风；防风屏风御风；陈皮和胃，制生地、玄参之腻。值得一提的是，香薷透汗祛郁毒，外开汗孔而逐寇；天竺黄涤痰而疏络，内疏万络而揖盗。香薷、天竺黄二味为治疮的首选之剂。

治日光性皮炎验案

【病案】患者李某，男，23岁。裸露上身在烈日下低头工作，3小时后觉后背灼热疼痛，家人告之后背晒伤，外涂清凉油，无明显缓解，来中医门诊求治。刻诊：后背可见一块约A4打印纸大小的皮损，界限清楚，弥漫性潮红、肿胀、水疱、糜烂，灼痛，口渴，小便短赤，舌红、苔薄白，脉数。西医诊断：日光性皮炎（二度晒伤）。中医诊断：晒疮，属光毒灼肤证。治法：清热解毒，凉血疏风。处方：白及、地榆、淡竹叶、煅石膏各20克，紫珠、紫草、金银花、大青叶、山栀子、甘草各10克。水煎外洗，每日2次，每次10分钟。交替使用红霉素软膏，每日外涂1次。大量饮用葡萄糖盐水，每天3000毫升左右。2日后，红退，肿消，糜烂渗出收敛。又用上药3日后治愈。

【体会】日光性皮炎治宜清热解毒，凉血疏风。白及收敛止血，消散血热之痈肿，可疗烧烫伤；紫珠凉血收敛止血，清热解毒，治烧烫伤；地榆凉血止血，解毒敛疮，为治水火烫伤之要药；紫草清热凉血，活血，解毒透疹，可治水火烫伤；金银花清热解毒，疏散风热；大青叶清热解毒，凉血消斑；山栀子清热利湿，泻火除烦，凉血解毒；淡竹叶清热泻火，除烦；煅石膏敛疮生肌，收湿，可治烫伤；甘草解毒，调和诸药。

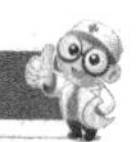

治接触性皮炎验案

【病案】患者孙某，男，41岁。4天前左踝扭伤，外贴活血止痛膏，1天后局部红肿、起疱。到某医院治疗，去掉贴膏，局部涂擦雷夫奴尔，口服西替利嗪，水疱并未控制，且出现表皮剥脱。刻诊：左踝部可见12厘米×8厘米长方形皮损，界限清楚，皮损可见水疱，疱壁紧张，内容物澄清，破溃处已糜烂，有轻度表皮剥脱现象，灼热痒痛，舌红、苔微黄，脉弦数。西医诊断：接触性皮炎。中医诊断：膏药风，属火毒侵肤证。治法：泻火解毒。方药：自拟紫榆解毒汤外洗。组方：芒硝、煅石膏、连翘各20克，大黄、紫草、地榆、知母、黄连、大青叶、鱼腥草、泽泻、甘草各10克。水煎外洗，每日2次，每次30分钟。另交替使用收敛消散（赤石脂、海螵蛸、青黛、黄柏、滑石粉、五倍子、土槿皮各10克）外敷。上药研成细粉。每日用少许药粉水调敷患处或用尤卓尔膏拌匀，外涂患处，每日2次。用药2日后，水疱消，渗出止，灼热疼痛明显减轻，又用3日治愈。

【体会】接触性皮炎是指接触某些外界刺激物或致敏物后在皮肤、黏膜接触部位所发生的炎症反应。病因病机为禀赋不耐，皮毛腠理不密，毒火之邪侵入皮肤，邪毒与气血相搏，发于肌肤所致。治宜泻火解毒。紫榆解毒汤与收敛消散交替使用，泻火解毒，药简效宏，值得一试。

治扁平疣验案

【病案】患者张某，女，22岁。右手臂背侧及面部散在分布卵圆形如黄豆大小扁平丘疹，曾间断用药（不详）2年，效不佳。诊断为扁平疣。处方：白花蛇舌草、半枝莲、虎杖、茵陈各20克，黄芪15克，莪术、当归、丹参、白术、炒山楂、炒神曲、炒麦芽各8克。每日1剂，水煎分3次服；另留药液少许，嘱患者每晚睡前温水洗脸后，用纱布蘸药汁少许轻轻擦洗患处15分钟。用药5剂后，患处出现红痒，嘱其再用药5剂，扁平疣第8日开始缩小，第10日全部消失。

【体会】扁平疣的病因病机有两大特点：一是“虚则生肮”。扁平疣患者多不同程度地存在着正气不足、抗病力下降的一面，致使气血不合，腠理不密，复感外邪，易生疣目。二是风热毒邪，搏于肌肤，气血津液凝聚而成。黄芪有补气升阳、益气固表、托毒生肌、利水消肿之功。以黄芪为主治疗扁平疣，用其走肌表、固皮毛之特性，配以清热解毒化瘀药物治疗扁平疣，切合病机，廉价高效，对皮肤无不良刺激，效果甚佳。

治糖尿病并发皮肤病验案

【病案】患者常某，女，56岁。患糖尿病已有6年多，并发皮肤病2年，近几个月来逐渐加重。患糖尿病以来并未严格控制饮食，虽口服西药控制血糖，但血糖值一直较高。2年前出现全身皮肤瘙痒，西医诊断为糖尿病并发皮肤病。3个月前淋雨后皮肤病逐渐加重，曾内服、外用多种西药，症状无明显改善。刻诊：双臂皮肤暗红，微肿，皮损周围脱皮，有散在小水疱，头胀胸闷，口黏吐痰，口渴欲饮，大便秘结，全身皮肤瘙痒，舌红、舌苔腻，脉弦滑。实验室检查：空腹血糖值9.8mmol/L，餐后血糖值17.2mmol/L。中医辨证其属痰湿内盛，兼有血热。处方：白鲜皮20克，土茯苓12克，陈皮、制半夏、茯苓、竹茹、枳实、赤芍、连翘、当归各10克，防风、红花各5克。每日1剂，水煎3次合并药液，分早、中、晚3次服用。二诊：服药10剂后，复查空腹血糖值7.1mmol/L、餐后血糖值10.5mmol/L，全身瘙痒症状逐渐好转，局部皮损颜色渐渐变淡，水疱干瘪。效不更方，嘱患者按上方继续服用20剂后，复查报：空腹血糖值6.6毫摩尔每升，餐后血糖值8.1毫摩尔每升。全身瘙痒症状基本消失，双臂皮损愈合，水疱均已吸收。为巩固疗效，嘱患者按上方继续服用10剂，改为间隔1天服用1剂。半年后随访，未见复发。

【体会】本案患者平时饮食多肥甘厚味，体形肥胖，患糖尿病之后仍然肥甘厚味不断，天长日久，损伤脾胃，水谷精微聚集化为痰湿，导致皮下瘀阻不得宣泄，故皮肤瘙痒。淋雨后，痰湿化热，痰热上攻导致头胀胸闷，外攻于皮肤又导致上臂皮损、水疱，诸症皆为痰湿内盛兼有血热之表现。方中陈皮、半夏、茯苓、竹茹、枳实配伍土茯苓、白鲜皮、赤芍、红花、连翘以清热祛痰，凉血祛瘀；当归、防风和血祛风止痒。

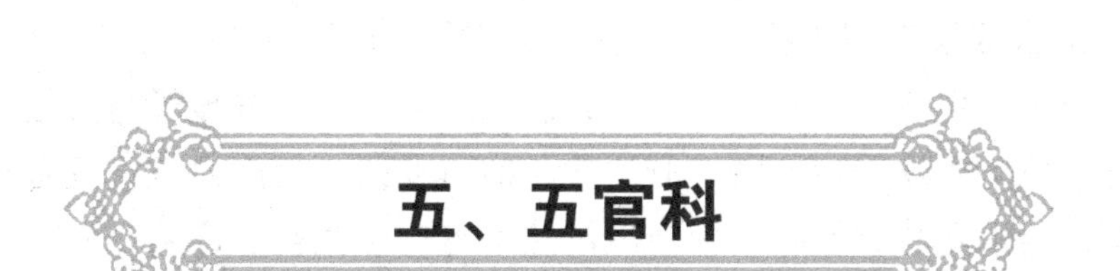

五、五官科

治脑血管出血继发角膜炎验案

【病案】患者侯某，男，62岁。脑血管出血术后1年，左侧上下肢功能基本丧失，行动困难，终日以轮椅为伴，但精神好，言语自如，食欲尚可，血压维持在150/85mmHg，大便干，3天或4天1次。右眼继发角膜炎，视物不清，怕光，流泪。曾用抗生素和抗病毒等西药均无良效，时轻时重。刻诊：舌红、苔薄白，脉沉弦有力，血压160/90mmHg；右眼怕光而闭合，扩开眼睑，球结膜和睑结膜均充血，右眼角膜中央光泽消失，透明度减低，并有一不完整的浅层破损，其破损处呈灰白色，长期不愈。中医辨证属肝肾阴虚，肝阳上亢。治宜活血平肝，滋肝肾之阴，佐以清热解毒。处方：夏枯草30克，荆芥穗20克，金银花、白芍、枸杞子、沙苑子、决明子、生地、山茱萸、连翘各15克，当归12克，大黄10克。5剂，水煎服，每日1剂，每次煎取药液约300毫升，早、晚各服1次。二诊：自觉右眼能睁开，怕光、流泪明显好转。继服上药5剂。三诊：结膜充血、眼酸、流泪、怕光皆消失，右眼角膜中央破损处基本恢复完整，效不更方，继服4剂。四诊：右眼角膜炎痊愈，但角膜中央遗留雾状云翳，视力减弱。守原方再服4剂以巩固疗效。全程共服药18剂。随访2月，右眼角膜中央雾状云翳消失，视力逐渐恢复，其他无恙。

【体会】近年来脑血管出血者较多，但继发角膜炎者极少。角膜炎为风热邪毒（细菌或病毒）侵袭角膜，使角膜发生病变。角膜炎，中医属“聚星障”范畴，多为肾阴不足，肝火旺盛，或肝肾阴虚，营血不能灌注于目，使角膜失去营养，免疫力低下，风热毒邪侵袭，使角膜发生病变，甚者致角膜深层组织破损而成角膜溃疡等。当归、白芍、山茱萸、枸杞子、沙苑子活血养血，补血平肝，并滋补肝肾之阴；沙苑子与夏枯草、草决明、大黄、生地同用，既平肝清热、凉血通便，又降血压，五者互相协同作用；金银花味甘性寒，善疏风清热解毒；金银花、连翘、荆芥相辅相成增强清热解毒而散风热之力。

治暴聋验案

【病案】患者李某，男，45岁。李某素体康健，放炮时不慎震伤双耳，当即感到双耳有棉花堵塞感，继而发生耳鸣（耳鸣声音忽大忽小）、头痛，失去听力约20天。李某曾在当地一家医院诊治，被诊断为突发性神经性耳聋，但治疗效果不明显。刻诊：耳鸣不止，心烦失眠，舌暗、苔白，脉弦涩。中医诊断：暴聋，证属气血瘀滞，耳脉受阻。治则：活血化瘀，行气通窍。方用通窍活血汤合通气散加减，配合鼓膜按摩。处方：桃仁、红花各6克，赤芍、川芎、香附各10克，柴胡、生地、枳壳、山栀子各8克，牛膝15克，丹参、丝瓜络、石菖蒲、路路通各12克，甘草6克。7剂，每日1剂，水煎分3次服。进行鼓膜按摩时，用食指或中指按压耳屏，随按随放。二诊：听力改善，耳鸣、头痛均缓解，但仍然失眠。按原方加磁石（先煎）20克、酸枣仁15克，继续服药7天。三诊：听力大增，一般的谈话可听见，并且耳鸣停止，睡眠良好。嘱其按照原方继续服药。调治1个多月，听力基本恢复。

【体会】暴聋是指突然丧失听觉，也称卒聋或卒耳聋，相当于西医学的突发性耳聋。耳为清空之窍，若巨音震动，损伤筋脉，血行不畅，留而生瘀，瘀阻清窍，则耳道受闭而闻声失用。治疗时宜活血化瘀，行气通窍，使血脉畅利，瘀血以行，而闭窍自开，听力恢复。针对李某的症状，治疗时用通窍活血汤合通气散加减，可活血行气而化瘀；丝瓜络、路路通、石菖蒲可通络开窍；山栀子、酸枣仁清心安神，所加磁石有止鸣的作用；配合鼓膜按摩，疏通了耳部经络。

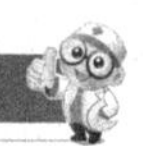

治复发性口腔溃疡验案

【病案】患者谢某，女，54岁。患复发性口腔溃疡3年。屡用清热解毒、养阴泻火之剂及西药治疗可获一时之效。近因劳累过度，口腔溃疡复发已10多天。每晚下半夜咽干口燥，溃疡处灼热辣痛。因疼痛而无食欲。刻诊：面形瘦，气短懒言，心悸失眠，梦多，大便溏薄；口腔两颊黏膜见黄豆样大小的溃疡点，舌尖有一绿豆样大小的溃疡，呈灰白色，周围略红润；舌淡、苔薄白；脉沉细。中医辨证属心脾两虚，气血不足，阴火上炎。治以健脾益气，补血养心，潜降阴火。处方：炙黄芪30克，党参20克，白术、茯苓、当归、酸枣仁、大枣各10克，桂圆、玄参各15克，陈皮、甘草、生姜各6克，肉桂（后下）5克。每日1剂，水煎分3次服，服7剂后，溃疡缩小变浅，疼痛减轻，诸症大减。效不更方，原方续服7剂，诸症悉平。嘱服归脾丸1个月巩固疗效。随访8年多未复发。

【体会】脾开窍于口，心开窍于舌。手少阴心经之别系舌本，足太阴脾经连舌本、散舌下。心脾两虚，气血不足，阴火上炎，故口疮连年不愈。本方健脾益气，补血养心，加玄参滋阴降火解毒，肉桂引火归原。心脾得补，气血旺盛，浮阳降，清气升，故口疮愈。

治唇风验案

【病案】患者陶某，女，43岁。因唇周发干5天求中医诊治。刻诊：唇周发干，鼻尖发红，舌红，脉细数。诊断为唇风，证属风热湿邪外侵，脾胃湿热内蕴。治宜清脾胃伏火。处方：炒山栀子、藿香、防风、连翘、金银花、石斛各10克，生石膏（先煎）20克，甘草6克，蒲公英15克。7剂，每日1剂，水煎分3次服。二诊：病情减轻，守原方续服至痊愈。

【体会】唇风是以口唇红肿、痛痒，日久破裂流水，或脱皮屑，或有嘴唇不时抽动为主要表现的口腔疾病，由风热湿邪外侵或脾胃湿热内蕴，上蒸口唇所致。相当于西医学的慢性唇炎、剥脱性唇炎、继发感染性唇炎。本案为脾胃伏火引发，宜泻脾经之热，处方以泻黄散加减，用生石膏、山栀子泄脾胃伏火，防风疏散脾经伏火，藿香芳香化湿醒脾，甘草泻火和中，又加连翘、金银花、蒲公英以增强清解脾胃蕴热之功，石斛滋阴生津润燥，上药共奏泄脾胃伏火之功。

治牙龈炎验案

【病案】患者凌某，女，72岁。平时性情急躁，现下自我感觉舌尖热，口唇红肿、疼痛，舌边破皮，牙龈肿痛，苔薄黄，脉数。西医诊断为牙龈炎。中医辨证属上焦火热炽盛证，治宜清胃泻肺、平肝泻火。处方：生石膏（先煎）50克，芦根20克，知母、炒山栀子、地骨皮、白芷、骨碎补、竹叶、藿香各10克，露蜂房、甘草各6克。7剂，每日1剂，水煎服，分早晚2次温服。二诊：服药后诸症渐减，牙龈肿痛消失，原方去露蜂房、白芷、骨碎补，加炒黄芩10克，继服7剂后诸症皆愈。

【体会】本案乃四火（肝火、心火、胃火、脾火）壅盛，燔灼趋上，循经上扰所致。肝开窍于目，肝火上炎，则目赤痒痛、畏光流泪；心开窍于舌，心火炽盛，则口舌糜烂肿痛、舌尖红；胃居中焦，其性宜降，胃火炽盛，循经上扰，可见牙龈肿痛糜烂；脾开窍于口，其华在唇，若脾经伏火过甚，则口舌生疮、红肿疼痛。治疗以清火泄热为主。生石膏、知母、芦根清热泻火、除烦止渴、利尿；山栀子通泻三焦、引火下行；地骨皮凉血除蒸、清热降火；露蜂房、白芷祛风止牙痛，使热邪从外透解，骨碎补固齿止牙痛；竹叶主清上焦之热、淡渗利窍、导心火下行；藿香芳香醒脾；泄脾胃伏火；甘草清热解毒，调和诸药。诸药相伍，共奏清火泄热之功。二诊诸症缓解，去露蜂房、白芷、骨碎补，加炒黄芩以增强清火泄热之力。

治牙痛验案

【病案】患者王某，女，56岁。患牙痛7日余。自诉：因半年前牙痛曾服大承气汤而愈，此次发作遂照方取药服用，大便得泄，痛稍减，然昨夜忽又痛甚，遂来诊。刻诊：右侧上下牙龈均红肿充血，伴头昏沉，口干而苦，不思饮食，痛不得眠，舌红、苔薄黄，脉弦略数。细询其病因，始因

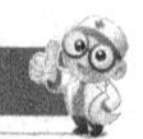

生气而得，尚觉两侧胁肋胀满不适。中医辨证属肝郁化火，横逆犯胃，上攻牙龈所致。处方：黄连10克，吴茱萸3克，生地15克，细辛3克。3剂，每日1剂，水煎分3次服。3剂服完后牙龈肿消痛止。

【体会】牙痛多由阳明胃火炽盛上攻所致。然分析本案牙痛始因怒气所得，乃肝郁化火，上攻牙龈所致。加之误用清泻阳明实热之大承气汤，虽胃热得泄，然病因未除，郁结未解，热虽得泄，而阴已伤，使得乘土之肝经郁火更盛，其时又正值肝木所主之春日，则牙龈肿痛非但未消，反而更甚。《丹溪心法》记载，左金丸具有清肝、泻火、解郁的功效，方中黄连苦寒，泻心肝之火为主药，少佐吴茱萸以开郁并制黄连之苦。原方再加生地以滋水涵木制肝经火热，少佐细辛温经、通络、止痛且防生地之腻。诸药合用，使肝经实热得泻，郁火得解，则牙痛自止。

治胃癌舌溃疡痛验案

【病案】患者李某，女，60岁。主诉：10年前因胃癌行胃切除术，自胃被切除以来，舌溃疡痛一直反复发作，吃东西时因舌痛而痛苦。患者平素失眠多梦、精神不振、胃脘胀满、四肢倦怠无力，脊背、腰膝部怕冷。刻诊：面目稍有浮肿、面色少华，下肢略肿胀，舌淡红、少苔，舌边红赤、有齿痕，脉细虚无力。中医辨证为上热下寒证。治宜上下兼补，清肝和胃。处方：小麦、茯苓皮各30克，绞股蓝、枸杞子、沙参、炒谷芽、炒麦芽、猫爪草各15克，佛手、丹皮、芦根、牛膝各10克，五味子、炙甘草、制附子先煎各5克。7剂，每日1剂，水煎分3次服。二诊：舌溃疡痛减少，睡眠可，胃脘、四肢转舒，脊背、腰膝部怕冷症状减轻，面目、下肢肿减，舌边红赤减。治疗以原方减佛手，加乌梅6克，让患者坚持服用了3个月，舌溃疡痛完全消失，吃东西不再痛苦，其余不适也消失；舌象转为薄白苔，齿痕减少，脉有力。

【体会】中医经常说阴得阳助，自归其宅。本证为上热下寒，火不归元，诸药合用护正抗癌。此方画龙点睛之笔是制附子补火助阳，引火归元，阴得阳助，自归其宅，阴虚火旺症自消，使患者最痛苦的舌溃疡痛消失。

治裂纹舌验案

【病案】患者赵某，女，25岁。主诉：舌面裂纹伴疼痛1年，加重1个月。患者素体肥胖，自述近1年来舌面裂纹伴疼痛反复发作，其间见上腹部间断胀痛，以胀为主。1个月前食生冷食物，食后便觉腹部不适，持续胀痛，喜温，舌面裂纹症状渐进加重。刻诊：舌面疼痛，舌面前中部遍布纵向裂纹，深浅、长短不一，裂纹中无苔，脘腹胀痛喜温，进食后加剧，睡眠尚可，大便清稀、每日2次或3次。既往患慢性浅表性胃炎3年。查体：面色苍白，语声低微，舌淡紫而嫩，舌体胖大、边有齿痕，舌根部无裂纹，舌苔少而花剥、苔白，脉沉迟。中医诊断：裂纹舌，证属脾阳不振。治以运脾升阳，温中行气。处方：厚朴、诃子、芡实、紫河车（先煎）、太子参、鳖甲（先煎）、防己各30克，炒白术、白芍各20克，枳壳、草果、草豆蔻、柴胡、夏枯草各12克，荷叶10克，黄连3克。7剂，每日1剂，水煎分3次服。二诊：患者述腹胀明显减轻，大便每日2次，时有成形，裂纹舌尚未见明显改善。原方加川芎20克，葛根、天麻各12克，服药14剂。三诊：裂纹处与舌苔花剥处隐见薄苔，齿痕渐平，大便已恢复正常。巩固治疗，原方去草豆蔻、荷叶、诃子，加刘寄奴、山药各30克，牛膝20克。加减续服28剂，裂纹基本平复，随访无复发。

【体会】本案患者舌面出现裂纹与花剥，当与腹胀喜温、大便清稀等症状共同考虑，乃由脾胃虚寒，蒸腾无力而起，治疗首在运脾。草果、草豆蔻，辛温能助阳，燥烈可逐饮，是温煦中阳、温振脾阳常用的药对。柴胡、白芍入肝而升，厚朴、诃子敛肺而降。中土摄纳无能，气血阴阳丢失，重用芡实、紫河车、太子参等平补之品，填补真元。白术健脾化湿。荷叶化湿和胃，亦可敛泄。久病邪结，不易开散，枳壳行气消胀，夏枯草、鳖甲乃软坚散结所必用，常能速愈痼疾，效起沉疴。黄连苦寒，降中取升。防己行水，擅祛湿邪，均添辅助之力。二诊痞满渐消，裂纹未愈，中医认为升清力显不足，中焦仍存湿邪，取葛根入于阳明，最能升举清阳。《宣明论方》记载，大川芎丸，芎多麻少，以风药最能上行，取“风能胜湿”之意。三诊可见脾阳得振，清气能升，故去赘余而添补益，固定根本，乃见功成。

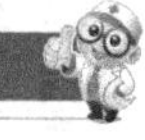

治喑哑验案

【病案】患者薛某，女，38岁。最近唱歌时经常出现喑哑，月经前加重。在医院做纤维鼻咽喉镜检查，见声带充血、肥厚。多次服西药，效果不理想。刻诊：咽喉干痛，说话费力，有时心中烦热，失眠，月经提前，色黑有块，舌紫暗，脉沉细。中医辨证属血府郁热，上结声带。治宜活血化瘀。处方：桃仁、红花、甘草、桔梗、柴胡、枳壳各7克，生地、当归、玄参各10克，蝉蜕5克，赤芍8克，牛膝15克。每日1剂，水煎分3次服。连服6剂后发音正常。

【体会】声音嘶哑（以下简称喑哑）是喉部（特别是声带）病变的主要症状，多由喉部病变所致，也可因全身性疾病引起。喑哑多由声带息肉、声带小结、慢性喉炎等引发。本方由四逆散（由柴胡、芍药、枳实、甘草组成）加枳壳去枳实，配伍桃红四物汤（由桃仁、红花、熟地、当归、川芎、芍药组成）但易熟地为生地，去川芎加玄参、桔梗而成。四逆散能调气血，利升降；桃红四物汤养血活血。去川芎，是因为川芎辛温性燥，恐伤阴津；加入玄参，意在滋养柔润；桔梗能升降肺气，并佐柴胡、枳壳升降气机，引活血化瘀药上达病所。

治声带麻痹验案

【病案】患者陈某，男，70岁。6年前行甲状腺癌切除术后出现声音嘶哑，曾多方求治，终不得效。现持续性声嘶，说话费力，伴咳嗽少痰，大便稀、一日2次，舌紫暗、少苔，脉沉细。在医院行喉镜检查示双侧声带轻度充血水肿，左侧声带固定于旁中位，右侧活动可。西医诊断：声带麻痹。中医诊断：慢喉喑，属气虚血弱，瘀滞声门。治宜益气活血，祛瘀通络。处方：黄芪20克，党参、当归、山药、茯苓各15克，赤芍、路路通、骨碎补、薏苡仁各12克，地龙、川芎、红花、土鳖虫、三七、青果各10克，木蝴蝶、蝉蜕各6克。14剂，每日1剂，水煎分3次服。嘱患者减少用声，并坚持用大拇指和食指在咽喉周围按摩，每日2次，每次100下。二诊：患者自诉服药后嗓音渐见恢复，说话费力感逐渐减轻。继服上方14剂，配合按摩。三诊：诉声音嘶哑明显好转。继服上方14剂，以巩固疗效。

【体会】患者本年老体弱，患癌瘤使气血进一步耗伤，舌紫暗，脉沉细更见其气血瘀滞之象，加之手术损伤喉络，气血瘀阻声门，以致声带活动不利，发为声嘶。是为“金瘀不鸣”“金破不鸣”兼夹，属虚实夹杂之证。方选补阳还五汤加减以补气活血通络，此方为气虚血瘀之名方，原用于中风后遗症之半身不遂，此用于手术所致声带麻痹气滞血瘀者，“异病同治”之妙也。原方加三七、路路通以增强活血通络之效，手术属金刃所伤，故加用土鳖虫、骨碎补以增强活血疗伤之功；患者因脾虚生湿，故去润肠的桃仁，加党参、茯苓、山药、薏苡仁结合黄芪以健脾祛湿，扶助正气；且防本方攻伐太过之虞，加木蝴蝶、青果、蝉蜕利咽开音，引药入肺。服药的同时结合咽喉同围按摩可促进局部血行，加快声带功能恢复，操作方便，故患者可在家中长期坚持治疗。

治甲状腺结节验案

【病案】患者文某，女，63岁。咽部不适半个月。刻诊：咽部不适，偶有咳嗽，痰少易咳出，眼目干涩，视物模糊，情绪差，饮食可，大便干燥，舌红、苔黄腻，脉弦滑。既往有糖尿病病史。甲状腺超声提示：甲状腺右侧叶结节，大者约16毫米×11毫米，边界较清。西医诊断：桥本甲状腺炎。中医诊断：瘿瘤，属肝郁化火证。治宜疏肝解郁、消痈散结。处方：白僵蚕、柴胡、法半夏、黄芩、党参、大枣各12克，蝉蜕、姜黄、炙甘草、生姜各8克，酒大黄6克，谷精草、茺蔚子、密蒙花、夏枯草、决明子各15克。7剂，每日1剂，水煎分3次服。二诊：患者自诉咽部不适较前好转，情绪亦较前改善，眼睛干涩感减轻，大便可，舌红、苔润，脉弦滑。检查甲状腺功能未见明显异常。效不更方，改炙甘草为10克，加用桂枝8克，7剂，服法同前。三诊：患者诉咽部不适感明显改善，情绪可，眼部干涩感好转，睡眠可，口干，舌暗红、苔黄厚腻，脉弦滑。继二诊方加黄连10克，知母、绞股蓝各15克，7剂，服法同前。后患者上述不适症状均较前有很大的改善，复查甲状腺超声提示结节较前亦明显减小。

【体会】患者平素情绪差，常因琐事烦恼。此乃因肝失疏泄，气机不

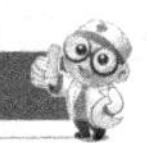

畅，血脉不行，气、痰、瘀互结颈部而为瘿瘤。肝开窍于目，肝火上炎则眼目干涩，视物模糊。故治疗当疏其郁结之气，降其上逆之火，化其留滞之痰，消其凝聚之结。气机升降出入失常，木郁则达之，顺其性而治之，运用调畅气机的方药治疗。方中白僵蚕化痰散结，蝉蜕祛风清热，共为气分药，升阳中之清阳；姜黄破血行气，酒大黄破积行瘀，共为血分药，降阴中之浊阴。一升一降，升清降浊，通利三焦，调畅气机，痰行结散，瘿病自消。另外，腑以通为顺，脏病治腑，下治者重在通利，加入通腑泄热之酒大黄，釜底抽薪，推陈出新，使邪有出路，上病下治，使腑气通而气机调畅，上下通而阴阳平衡。少阳为人体气机升降出入的通道，治亦从少阳，气机调畅则气滞可化，血瘀可散，痰凝可消，而瘿病可治，故合用小柴胡汤。方中夏枯草清肝火散郁结，谷精草、茺蔚子、密蒙花、决明子以清肝明目。诸药攻补兼施，共奏调畅气机、疏利三焦、扶正祛邪之效，则痰行结散，瘿病自消。

治唾液分泌低下验案

【病案】患者何某，男，67岁。患者自诉唾液减少1年，近半年无唾液，舌黑，口干无味，食欲减退，五心烦热，说话声音低微，每日含薄荷糖缓解口干之症，累服中药、西药，效果不佳，既往有慢性支气管炎、支气管哮喘病史。刻诊：精神萎靡，消瘦懒言，声低语怯，表情淡漠，头发稀少无光泽，面色稍黑，唇干舌燥，舌尖微红，舌苔黑，脉沉细无力。中医辨证属肺气不足，肝肾阴虚，虚火上灼，津液耗损。治拟补气益肾、滋阴降火。处方：党参、麦冬各20克，制何首乌、茯苓、炒龟板（先煎）各15克，菟丝子、五味子各9克，枸杞子、生地、熟地各10克，甘草6克。每日1剂，水煎分3次服，连服15剂。二诊：服用上方1周后，口腔津液基本恢复。效不更方，续服10剂而停药。三诊：患者面色红润，双目有神，头发有光泽，口腔湿润，黑苔已退。再服10剂巩固疗效。随访未见复发。

【体会】唾液是津液的一部分。津液的生成和肺、脾、肾等脏有密切关系。水谷精微物质，经过胃的消化、脾的转输、肺的输布、肾的蒸化等一系列气化作用，使津液布散于全身，以养五脏六腑、四肢百骸。本案患者肺气长期受损，肺失宣降，故津液不足，五脏六腑、四肢百骸失养，则脾失健运，津液生成更加不足，致肝肾阴虚，虚火上灼，耗损津液；患者既往有慢性支气管炎、支气管哮喘病史，呼多吸少，使大量水分（津液）丢失，最后导致唾液分泌低下。方中以党参补益肺气，茯苓健脾胃，菟丝子、生地、熟地补益肾气，麦冬清火、养阴、生津，何首乌、龟板、五味子、枸杞子等滋阴降火，从而使脾胃健运，肺能宣降，肾气得充，唾液分泌恢复正常。

治过敏性鼻炎验案

【病案】患者唐某，男，46岁。打喷嚏、流鼻涕4年多，晨起或遇冷空气时症状加重。发作时鼻腔作痒，喷嚏不断，鼻塞，流清涕不止。近2个月来症状加重，伴头昏，食欲差，失眠梦多，体倦肢困膝软。鼻镜检查：双侧中下鼻甲黏膜苍白，右侧下鼻甲肥大，鼻腔有少许清稀分泌物。西医诊断为过敏性鼻炎，用抗生素及抗过敏药治疗不效。刻诊：面形消瘦，舌淡、苔薄白，脉细弱。中医辨证属脾肺两虚，气血不足，鼻窍不通。治以健脾益气，养血祛风，散寒通窍。处方：炙黄芪30克，党参15克，桂圆、当归、白术、茯苓、酸枣仁、苍耳子（包煎）、辛夷花（包煎）、大枣、生姜各10克，白芷、川芎、炙甘草各6克。每日1剂，水煎分3次服。服5剂后鼻通涕止，续服20剂后诸症消失。嘱以归脾丸调治1个多月。随访10年未复发。

【体会】过敏性鼻炎属中医“鼻鼽”范畴。其因肺气虚，腠理疏松，风寒客于鼻窍，肺气不通，津液停聚，鼻窍壅塞，而打喷嚏流清涕。本案病程日久，脾肺皆虚，气血不足，本方有培土生金之功，使脾气得健，肺气得充，气血旺盛，再加苍耳子、辛夷花、白芷、川芎辛散风寒，通利肺窍。药证相合，故取良效。

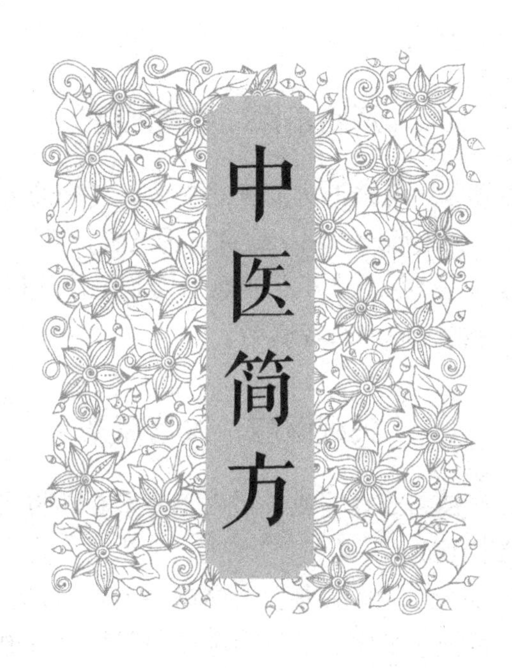
中医简方

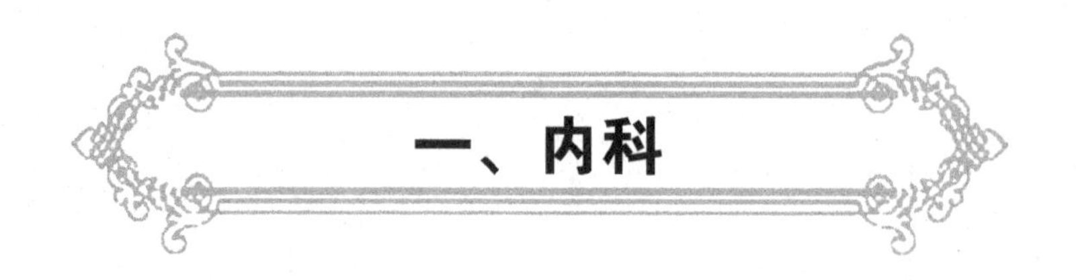

一、内科

烦躁不眠　饮莲心茶

莲子心味苦性寒，有清心火安神之功效，《中药大辞典》也记载它可治“夜寐多梦”。心火烦躁不眠，尿黄，舌红者，可饮用莲子心茶。

【验方】莲子心2克，沸开水冲泡，当茶睡前饮用。注意：莲子心性寒，怕冷、大便稀的体质虚寒者慎喝。

失眠健忘　饮菖蒲茶

菖蒲茶宁心安神，芳香辟浊，适用于平素心虚胆怯，突受惊吓而致惊恐心悸、失眠健忘等症。

【验方】菖蒲2克，酸梅肉、大枣肉各2枚，红糖适量。先将菖蒲切片，放茶杯内，再把大枣肉、酸梅肉和糖一起加水煮沸，倒入茶杯，代茶饮用。

长期失眠　中药热敷

以下中药热敷法适用于各类失眠。

【验方】磁石（先煎）、刺五加各20克，茯神15克，五味子10克。将磁石先煎30分钟，加入其余药物再煎30分钟，去渣取药液。取1块洁净纱布浸泡于药液中，将纱布取出趁热敷于患者前额及太阳穴，药液凉后可再加热。每晚1次，每次20分钟。

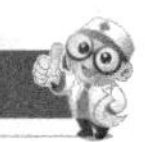

痰热失眠　服双夏饮

夏枯草味苦、性寒，有清肝火、散郁结及清肝明目之功效。痰热扰心导致的失眠，可见心烦难入睡，伴疲劳倦怠，舌红、苔黄腻，脉滑数。此证可通过服用双夏饮治疗。

【验方】夏枯草15克，法半夏10克。每日1剂，水煎分3次服，连服10剂。

肝火失眠　泻火安神

慢性失眠，可见焦虑疲倦，情绪易激动，面暗，舌淡红、苔薄黄，脉弦细。中医辨证属肝郁化火。治宜清肝泻火，解郁安神。

【验方】浮小麦30克，合欢皮20克，酸枣仁15克，百合、竹茹各12克，白芍、山栀子、大枣各10克，当归、玫瑰花各6克，远志5克，黄连3克。每日1剂，水煎分3次服。

失眠盗汗　饮麦豆汤

失眠伴见盗汗、心悸、心烦、健忘，舌红、少苔，脉细数。中医辨证为阴虚失眠。

【验方】浮小麦、黑豆各30克，大枣、莲子各7枚，冰糖适量。将前四味药用水煎后去渣取汁，加冰糖即可饮用。每日1剂，频服。

神经衰弱　饮提神茶

抑郁型神经衰弱患者，症状表现为忧郁寡欢，困倦无力，记忆力减退，中医辨证为肝肾亏虚型。治宜滋补肝肾，疏肝助阳益智。可服用下方。

【验方】柴胡10克，枸杞子12克，沙苑子、山茱萸各9克，五味子6克。加水煎煮，代茶饮，每日1剂。

阴虚神衰　中药调治

心肾阴虚型神经衰弱，可见头晕耳鸣，心悸盗汗，失眠健忘，腰酸腿软，男子遗精，妇女月经不调。舌红、少苔，脉细数。治宜滋阴清热，交通心肾。可用以下中药调理。

【验方】黄精、玉竹各20克，决明子（包煎）8克，川芎3克。每日1剂，水煎分3次服。

气虚诸症　服芪枣汤

慢性肾炎蛋白尿、哮喘缓解期、糖尿病等患者，平素气短乏力，食少便溏，中气下陷，久泻脱肛，便血崩漏，自汗，水肿，痈疽难溃，久溃不敛，舌淡、苔白，脉细，中医辨证为气虚型。可用下方。

【验方】黄芪20克，大枣6枚。黄芪、大枣放入锅内，加水600毫升，煎煮至200毫升时，滤取汁即可。每日分2次温服。

虚劳气短　服益气汤

长期呼吸气短，活动后明显，言语无力，进食后易腹胀，舌红、苔薄白，脉细。中医诊断为虚劳，脾气虚型。治宜健脾益气。

【验方】黄芪、大枣各15克，党参、白术、法半夏各12克，陈皮、柴胡、升麻、当归、黄芩、生姜各6克，炙甘草5克。每日1剂，水煎分3次服。

心悸气短　饮参麦汤

心悸气短，倦怠无力，面色萎黄，自汗，时或眼黑昏仆，舌淡、苔薄白，脉细弱。中医辨证属心悸，心气不足型。治宜补益心气。

【验方】党参、浮小麦各15克，黄芪10克，白术、当归、茯苓、远志、炙甘草各6克，桂枝4克，柴胡3克。每日1剂，水煎分3次服。

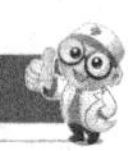

患高血压　饮槐菊茶

高血压患者，饮中药茶可辅助降压。

【验方】取槐花、白菊花、三七花各5克，用沸水冲泡代茶饮。每日1剂，连服1个月。

磁石五草　治高血压

原发性高血压、肾性高血压及更年期高血压，临床可见头晕，头痛，烦躁失眠，多梦，潮热，口干便秘，性情急躁，舌红、苔薄，脉弦滑。中医辨证为阴虚阳亢型。治宜平肝潜阳、清热利尿。

【验方】磁石30克，豨莶草、车前草、小蓟、夏枯草、益母草各12克，玄参6克。每日1剂，水煎分3次服。

治高血压　滋阴潜阳

本方滋水涵木、潜阳熄风，主治肾阴亏损、水不涵木、肝阳上扰型高血压。可见头晕，时有目胀耳鸣，心烦易怒，咽干口苦，潮热盗汗，腰膝酸软等。

【验方】玄参12克，麦冬、牛膝、茯苓、钩藤、白菊花各9克，蝉蜕、远志各6克，代赭石（先煎）、生龙骨（先煎）、生牡蛎（先煎）各15克。肾阴亏甚者，可加熟地、女贞子、龟板胶各10克；血压持续不降者，可酌加桑寄生、夏枯草、杜仲各10克。每日1剂，水煎分3次服。

服三草茶　能降血压

本方具有清肝平肝、通经利尿降压之功。临床用于高血压治疗效果甚佳。

【验方】夏枯草、益母草、车前草各12克。先将上药用水浸泡30分钟，每剂煎2次，将2次煎煮滤取的药液混合后饮用。每日1剂，早晚分服。

患低血压 中医有方

原发型低血压是临床常见病症，多见于妇女和老年人，轻者可无任何症状，重者出现精神疲惫、头晕、头痛，甚至昏厥。中医认为，本病多为阳气不升之故。枳实、升麻、柴胡三药合用，为升发阳气之良剂。

【验方】枳实10克，升麻、柴胡各6克。每日1剂，水煎分3次服。注意本方柴胡、升麻用量宜小，枳实用量应大于柴胡、升麻。

低压头晕 中医巧治

低血压可引起头晕、头痛、食欲不振、疲劳、脸色苍白、消化不良、晕车晕船等症状。病情较严重者甚至昏厥。长期低血压可使机体功能大大下降，主要包括视力、听力下降，记忆力减退，诱发或加重老年性痴呆，头晕、昏厥、跌倒使骨折发生率大大增加。

【验方】红参（如果气短头晕换炙黄芪15克）、伸筋草、麦冬各7克，五味子3克，桂枝、川芎各5克，葛根15克，牡蛎、黑豆、竹茹各10克。每日1剂，水煎分3次服。

芝麻桑椹 能降血脂

体瘦而血脂高，头晕眼花，健忘，腰酸膝软，失眠，或五心烦热，舌红、苔薄或少，脉细或细数。中医辨证属肝肾阴虚。治宜滋补肝肾，养阴降脂。

【验方】黑芝麻、桑椹各60克，白糖10克，大米30克。将黑芝麻、桑椹、大米分别洗净后，同放入罐中捣烂。砂锅内放清水3碗煮沸后加入白糖，待糖溶化、水再沸后，徐徐放入捣烂的三味药物，煮成糊状服食，香甜可口，除病益身。

高脂血症 服十味汤

高脂血症患者，体胖，头重困倦，腰膝酸软，胸闷食少，恶心呕吐，

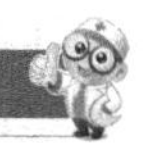

舌红、苔黄腻或厚腻，脉滑数。中医辨证为肝肾亏虚，痰浊血瘀型。治宜滋肾养肝、化痰祛浊、活血化瘀。

【验方】制何首乌、山楂、泽泻各12克，枸杞子、玉竹、郁金、水蛭、厚朴、天南星各6克，竹沥3克。每日1剂，水煎取汁400毫升，早、晚饭前半小时分服。

高脂血症　中药煎服

高脂血症属中医“痰浊”“瘀血”“湿阻”范畴。治宜活血化痰、清热除湿。日常生活中可服用下方进行调理。

【验方】制何何首乌、决明子各15克，炒白术10克，泽泻6克。每日1剂，水煎分3次服，连用15天为1个疗程。

肾虚脂高　中医有方

高脂血症患者，临床可见血脂高，腰酸腿软，耳鸣不适，舌淡、苔薄白，脉细。中医辨证属于肾虚型。治宜补肾健骨。

【验方】桑寄生、灵芝（先煎）、金樱子各15克，杜仲、玄参、枸杞子各8克，骨碎补6克。每日1剂，水煎分3次服。

患偏头痛　服二陈汤

头痛，以一侧为主，疼痛剧烈难忍，疼痛时间长短不一，短则数小时，长则数日，痛剧时伴恶心、呕吐，心烦气躁，舌苔白腻，脉弦滑。中医诊断为痰阻气滞型偏头痛。

【验方】姜半夏、橘红、茯苓、川芎、白芷、防风、荆芥各10克，甘草5克，细辛3克。每日1剂，水煎分3次服。

患偏头痛　服葛楂饮

葛根味甘、辛，性平，入肺、胃、脾经，具有解肌退热、生津止渴、透发麻疹、升阳止泻之功效。现代药理研究表明，除上述功效外，葛根还可明显扩张冠状动脉，减少血管阻力，增加冠状动脉和脑部血流量，还可以降低血压，减慢心率，降低心肌耗氧量，以维持氧的供求平衡。临床应用发现，葛根还能治疗偏头痛。

【验方】葛根30克，山楂15克，杜仲12克，五味子9克。每日1剂，水煎分3次服。

瘀血头痛　饮川红茶

头痛，临床可见痛有定处，舌暗红、有瘀点，脉弦涩。中医辨证属瘀血头痛。治宜活血化瘀，祛风止痛。

【验方】川芎5克，红花3克，茶叶6克。水煎取汁，当茶饮。每日1剂，不拘时饮服。

风痰头痛　服二白茶

头痛，临床可见头痛眩晕，畏风，头重头胀，痰多，舌红、苔薄白，脉滑。中医辨证为风痰头痛。治宜化痰祛风止痛。

【验方】僵蚕、葱白各6克，茶叶3克。将僵蚕焙后研成粉，每次取3克，用葱白与茶叶煎汤调服。每日1次或2次。

风寒头痛　三味药治

外感风寒邪气而致的头痛时作，痛连项背，怕风畏寒，遇风加重，口不渴等症状。中医辨证为风寒头痛，可用下方治疗。

【验方】羌活、防风、红豆各等份混匀共研成粉。吹鼻取嚏，头痛立止。

风热头痛　服玄参水

风热头痛，表现为突然出现头部胀痛，发热，时有头部烧灼感，口干喜饮，舌红、苔黄，脉浮数。玄参既可祛外感之风，亦可去内脏之热，寒而能补。用单味中药玄参水煎温饮，治疗风热头痛，屡用皆效。

【验方】玄参25克，加水浓煎2次，混合成500毫升，每日1剂，分2次温服。

瘀血眩晕　用芪归汤

眩晕，临床可见头痛如刺，精神萎靡，神疲乏力，失眠健忘，面唇紫暗，舌紫暗或有瘀斑，脉弦细涩。中医辨证属眩晕，瘀血阻络型。治宜行气活血、祛瘀通络。

【验方】黄芪20克，当归、赤芍、川芎、丹参各10克，青皮、枳壳各6克。每日1剂，水煎分早、晚2次服。

肝阳眩晕　饮中药茶

本药茶适用于肝阳上亢引起的眩晕、头胀痛、急躁易怒等症状。

【验方】夏枯草、杜仲各15克，白芍10克，黄芪6克。先将夏枯草、白芍、杜仲加水500毫升煎煮30分钟，再加入黄芪煎10分钟即可饮用。

颈性眩晕　饮葛根汤

颈源性眩晕，临床可见头晕目眩并常伴耳鸣、耳聋、恶心、呕吐、汗出、乏力，舌淡或有瘀点、苔白，脉涩。中医辨证属血虚瘀阻型。

【验方】葛根25克，路路通、桑枝、鸡血藤各15克，川芎、羌活各 10克，地龙、威灵仙各7克。伴上肢麻木者，加丝瓜络15克；颈部疼痛不适者，加伸筋草15克，延胡索10克；恶心呕吐者，加法半夏12克，竹茹10克；神疲乏力者，加黄芪30克。加水小火煮沸40分钟，取汁300毫升，每次150毫升，每日2次，饭后温服。治疗2周。

眩晕不适　白姜散治

头目眩晕，如坐舟船，耳鸣如潮，目不敢睁，睁则旋转尤甚，闭目卧床症状稍轻，转头则呕吐。行走站立不稳，胸闷，恶心，动则气促，神倦无力，舌淡、苔白滑，脉沉弱。中医辨证属脾肾阳虚，可用下方治疗。

【验方】白果仁60克，干姜12克。上药焙干共研细粉，分成8份，每份9克。每天以大枣12克，黄芪20克煎水，早晚饭后分2次各送服1份。体虚不甚者，用温开水送服也可。

风热咳嗽　饮芦金汁

发热，咳嗽，痰黄稠，舌红、苔黄，脉浮数。中医辨证属风热感冒咳嗽者，可以下方清热、解毒、解表治疗。

【验方】芦根30克，金银花15克，薄荷9克。前二味加水500毫升煮15分钟，放薄荷再煮沸，取汁饮用。每日1剂，分3次服。

风热咳嗽　服银芩汤

发热初起，咳嗽，咳痰，胸痛，痰白或黄，舌红、苔白或黄，脉浮数。中医辨证为风热咳嗽。

【验方】金银花12克，黄芩、连翘、鱼腥草各10克，知母6克。每日1剂，水煎分2次温服。

风热咳嗽　三味药治

咳嗽不止，伴有痰黄，咽干，咽痛，小便短赤，舌红、苔黄，脉数。中医辨证为风热咳嗽，可用本方。

【验方】穿心莲10克，十大功劳叶12克，陈皮6克。每日1剂，水煎2次，取汁约1000毫升，早晚温服。

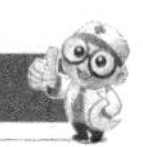

风热咳嗽　中药熏泡

临床用2味常见的中药鱼腥草、杏仁泡脚治疗风热咳嗽，此法具有疏风清热、化痰止咳的功效，对风热咳嗽有较好的疗效。

【验方】鱼腥草50克，杏仁25克。将上药加水适量，煎煮20分钟，去渣取汁，与2000毫升开水同入泡脚盆中，先熏双足，后温洗，每天熏泡1次，每次30分钟。6天为1个疗程。

肺痈咳嗽　服白及汤

咳嗽，气促，咳吐脓血，伴腥臭气味；胸痛，午后潮热，夜汗出，口干咽燥。刻诊：形体消瘦，舌红、苔薄白，脉滑数。中医辨证为热毒伤于血脉，热壅血瘀，蕴酿成痈，血败成脓，诊为“肺痈”。治宜养阴清肺，化瘀排脓。

【验方】白及60克，百合120克。2味药共研为粉，瘦猪肉适量切碎，每次用药粉20克，和瘦猪肉以水调为糊状，炖熟服食，每日1次。连服2月余。

痰黏难咳　服瓜蒂散

咳嗽，痰黏难咳，舌淡、苔白腻，脉滑。中医辨证属痰湿咳嗽，可用下方。

【验方】甜瓜蒂4克，赤小豆6克，淡豆豉5克。上药混匀研成粉，水煎分2次服。注意：如服一次后痰液吐尽应停止服药。

痰湿咳嗽　服带姜糖

慢性支气管炎、哮喘，临床可见咳嗽反复发作，痰白黏稠难以咳出，舌红、苔白，脉沉，中医辨证属痰湿咳嗽。治宜祛湿化痰平喘。

【验方】海带500克，生姜45克，红糖适量。海带、生姜洗净后剁碎，加适量水，煮沸后加入适量红糖，边熬边搅拌，直至黏稠为止，出锅放凉，置于密封瓶中。每日3次，每次服2勺（约15毫升），10天为1个疗程。

痰热咳嗽　饮贝母茶

支气管炎咳嗽，中医辨证属痰热郁肺，临床见咯痰黄稠，胸闷气促，舌苔黄腻，脉滑数。治宜化痰止咳。

【验方】浙贝母10克，茶叶3克，冰糖9克。共研成粉，放入杯中，开水冲泡，代茶饮。

痰湿咳嗽　服三子粉

咳嗽咳痰，痰湿较盛，咳吐清稀白痰，舌淡、苔白滑，脉滑。中医诊断为痰湿咳嗽。本方有化痰、理气、除湿、消食、降逆等功效，对于痰湿较盛的慢性支气管炎及哮喘有显著疗效。

【验方】莱菔子、苏子各150克，白芥子100克。三药混匀后放入干锅中炒约10分钟，打成细粉。每日3次，每次用5克，饭后温开水冲服，服用1个月为1个疗程。

感冒咳嗽　佩荆芥包

恶寒鼻塞，咳嗽，痰白，舌淡红、苔薄白，脉浮数紧。中医辨证属风寒感冒，治宜发散风寒。

【验方】荆芥30克。放入小布包内，贴身佩戴于胸前，每日佩戴6小时。

肺热咳嗽　服杏贝散

干咳少痰，咯痰带血，或痰稠色黄，舌红、苔黄，脉数。中医辨证属肺热咳嗽者，可服用下方。

【验方】苦杏仁、冰糖各50克，浙贝母、海浮石各10克。将上药共捣

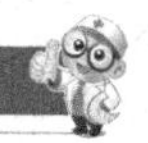

烂为泥状。每日1次，每次取10克，沸水冲服。

肺痨咳嗽　饮山药茶

肺痨患者咳嗽少痰，胸痛，疲倦，气短乏力，全身不适，发热，午后为甚，食欲不振，消瘦，舌红、苔薄，脉细数。可服用下方。

【验方】山药（干品）60克。加水适量煮沸1小时，当茶频服，每日1剂，连用1周。

肝火咳嗽　喝中药汤

肝火上炎，灼伤肺金可引起咳嗽，可见久咳气逆，阵阵发作，干咳无痰或少痰，咳引胸胁痛，面红喉干，心烦口渴，舌边红，舌苔薄黄而干，脉弦数。可服用下方。

【验方】瓜蒌仁15克，青黛（包煎）、海浮石（包煎）、山栀子、桑白皮各10克。每日1剂，水煎分3次服。

久咳不已　服蜂房蛋

中医认为，慢性支气管炎久咳不已者，乃由肺肾气虚，肾不纳气，肺失宣降所致。露蜂房不仅有祛风攻毒之作用，而且具有益肾温阳、温肺纳气之功。服用露蜂房加鸡蛋治疗本病，能温补肺肾、纳气归原。据报道，用本法治疗慢性支气管炎久咳不已，连服5～7日，即可获满意疗效。

【验方】露蜂房（药店有售）3克，研成细粉，加生鸡蛋（去壳）1枚，放锅内混合，不加油盐，炒熟。每日1剂，于午饭、晚饭后各服1次。

川贝果汁　妙治干咳

现代人夏天有空调，冬天有暖气，室内空气通常比较干燥，若再食用煎炸油腻的食物，即易见口干舌燥，甚者干咳，无痰或痰质黏难咳出，可服用下方清肺养阴调理。

【验方】川贝母粉5克，苹果2个，梨3个，冰糖20克，将苹果与梨削皮后加水适量打成果汁约150毫升；川贝母粉加水煎煮取浓汁50毫升，将上述汁液混合，搅匀，加入冰糖溶化后服用。每日1剂，服用3～5剂。

风热咳嗽　服贝梨粥

风热犯肺而致咳嗽可见咳嗽不爽，痰稠而黄等症。服用加味梨粥治疗效果较好。本方系在《太平圣惠方》梨渴粥的基础上加浙贝母，适用于肺热咳嗽。

【验方】梨3个，浙贝母粉6克，粳米50克。将梨洗净，切碎，以水适量煎煮20分钟，去渣取汤，放入淘净粳米，煮烂，再入浙贝母粉，趁热食用，每日2次或3次。

桔梗鱼腥　治“老慢支”

慢性支气管炎，简称“老慢支”。在中医范畴中属于肺系疾病的哮病和喘证。鱼腥草具有清热解毒、消痈排脓、利尿通淋等功效，临床常用它来治疗肺痈、肺热咳嗽、疮疡肿毒等病症。用以治疗老慢支属痰热壅盛者有不错的疗效。此证可见胸闷咳喘，咳吐黄浊脓痰，舌红、苔黄腻，脉滑数。

【验方】先取桔梗15克，加水约200毫升，小火煮沸10～20分钟。加入鱼腥草20克，再煮沸5分钟，过滤取汁，即可服用，一天分2次或3次喝完。要注意鱼腥草煮的时间不要过长，因为鱼腥草的有效成分多数含在它的挥发油中，煮的时间过长，药效就会丧失。

患“老慢支”　服六子汤

咳嗽，时有气喘，痰多色白呈泡沫状，呼吸时喉中可闻痰鸣漉漉，夜间加重，发作时不得平卧，胸痞食少，便秘，舌胖润、苔白腻，脉滑数有力。中医辨证属气逆痰滞，治以降气化痰，消积导滞。

【验方】炒莱菔子、紫苏子、冬瓜子各12克，牛蒡子、白芥子、葶苈子各9克。每日1剂，水煎分3次服。

中药泡茶 理气排痰

中药理气化痰法是中医帮助排痰的常用方法，枳实、白芍、桔梗三味药合用，可治疗支气管哮喘、咯痰及痰吐不爽。连服7～10天，效果优于西药。

【验方】枳实、白芍、桔梗各10克，生姜汁5毫升。前3味药打成粉，加入生姜汁，沸水冲泡，分多次代茶饮。

支气管炎 喝温阳汤

脾虚痰盛型慢性支气管炎，可见长期反复咳嗽咳痰，痰多色白，口干不欲饮，神疲乏力，畏寒肢冷，舌淡胖、苔白润，脉细滑弱。用茯苓、白术、桂枝三味中药治疗本病，具有温化三焦水湿的功效，治疗脾虚痰盛型慢性支气管炎效果好。

【验方】茯苓12克，白术10克，桂枝8克。每日1剂，水煎分3次服。

胃部刺痛 中药可治

胃脘针刺样疼痛，拒按，痛处固定不移，伴有烧心吐酸，黑便，空腹及夜间胃痛较甚，舌微红、苔薄黄腻，脉弦细。中医辨证属胃痛，气虚血瘀型。治宜益气活血，行气止痛。

【验方】炒白芍、海螵蛸各15克，炙黄芪10克，乳香、没药、延胡索、川楝子、香附、五灵脂各6克，黄连、蒲黄各3克，吴茱萸2克。每日1剂，水煎分3次服。

脾胃虚弱 服锅巴汤

锅巴色黄入脾，能够厚肠胃，助消化，可以健脾、消食、止泻。无论男女老幼，中焦脾胃虚弱，形体消瘦，久患下利（腹泻），或大便不成形，均可久服。

【验方】以焦锅巴30克为主药，辅以山楂、神曲各10克，砂仁8克，鸡内金9克，莲子12克。每日1剂，水煎分3次服。

丹参滴丸　治胃溃疡

气滞血瘀型胃溃疡患者可见胃脘部刺痛拒按，性情急躁或抑郁，面色晦暗或黧黑，舌紫暗或有瘀斑，脉细涩、沉涩或结代。临床用丹参滴丸治疗效果较好。该药主要成分由三七、丹参、冰片组成，具有止痛消肿、活血化瘀的功效，可抗损伤、促进血液循环、杀菌抗炎、扩张血管。当与抑制胃酸分泌的西药（奥美拉唑）配合使用时，还能加强胃溃疡患者胃部的血液循环，增强胃黏膜的抵抗力，促进受损害黏膜再生长而保护胃部。

【验方】丹参滴丸，每日2次，每次5粒，含服，一般用药当天显效。服药期间忌气恼、忌生冷饮食。孕妇禁用。

虚寒胃痛　服中药茶

脾胃虚寒型胃炎，可见胃脘隐痛，喜按，喜暖，进食后疼痛缓解，多食则腹胀，吐清水，神疲乏力，四肢不温，大便稀溏，舌淡、苔薄白，脉细弱。治宜健脾益胃，温中祛寒。用中药泡茶饮用，效果较好。

【验方】甘草15克，白芷10克，肉桂5克。用沸水150毫升冲泡20分钟，每剂可泡2次，每日1剂，早晚各服1次。痛时即服，一般3剂可愈。

服白芷汤　治胃寒痛

白芷有祛风，燥湿，消肿，止痛的功效。除能止痛外，还能改善嗳气、恶心、呕吐、脘胀等症状，胃十二指肠溃疡中医辨证属胃寒型的患者治疗效果尤佳，既能消除局部炎症，又能促进溃疡愈合。

【验方】白芷15克。每日1剂，水煎分3次饭前温服，第3次服药时连药

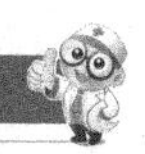

渣嚼烂吞服。1个月为1个疗程。

郁热胃痛　巧用槐花

胃脘灼痛，肋胁隐痛，口干，口苦，恶心欲吐，食欲不振，消瘦，舌红、苔黄厚，脉弦数。中医诊断为胃痛肝胃郁热证，治宜和胃疏肝清热。

【验方】炒槐花15克，白芍12克，黄连4克，丹皮、山栀子、陈皮、青皮各6克。每日1剂，水煎分3次服，饭后温服。

阴虚胃炎　饮麦冬茶

萎缩性胃炎，临床可见形体消瘦，面色萎黄，身倦肢乏，食欲不振，食后饱胀，心烦口干，舌光红、少苔，脉细。中医辨证属阴虚型，可服用下方。

【验方】麦冬、党参、沙参、玉竹、天花粉各9克，乌梅、知母、甘草各6克。上药混匀研成粗粉。每日1剂，沸水冲泡，当茶饮。

慢性胃炎　饮蒲瓜汤

慢性胃炎临床主要表现为上腹疼痛，反酸等，情志不畅时加重，舌红、苔黄，脉弦。中医辨证属肝气犯胃型，可服用本方治疗。

【验方】蒲公英、瓜蒌壳各10克，白芍、党参各7克，枳壳、白术各6克，黄连4克，甘草5克。反酸症状明显者，加煅瓦楞子20克，海螵蛸10克；胆汁反流者，加柴胡、郁金各10克。每日1剂，水煎分早晚2次温服。1个月为1个疗程，连续治疗3个疗程。

胃炎溃疡　中医有方

胃炎、胃溃疡、幽门螺杆菌感染引起的烧心、口臭、口腔溃疡，患者有舌苔黄腻、脉弦滑等症状，属脾胃湿热，可用黄连、蒲公英治疗。黄连解毒泻火，善调中焦湿热；蒲公英清热解毒，利尿祛湿，消肿散结，对于幽门螺杆菌有很好的抑制杀灭作用，同时具有抗癌功效。注意：虚寒体质的患者也可以加几片生姜中和寒性，同时提升胃气。

【验方】黄连6克，蒲公英10克。每日1剂，水煎分3次服，连服3～5剂。

苍术泡茶　治胃下垂

凡是饮食不节、内伤七情、过度疲劳，以及先天禀赋虚弱、产妇分娩后腹壁弛缓等因素，均可导致脾胃失和，气机升降失常而发生胃下垂。苍术味辛苦、性温而燥，除湿强脾，升发胃中阳气，逐痰饮水气而消胀满，对属于脾虚气陷的胃下垂疗效较好。但苍术性偏温燥，易伤阴，以湿浊内阻、舌苔厚腻者用之为宜，阴虚有热、大便燥结及多汗者不宜应用。

【验方】苍术15克。煎汤或用沸水浸泡，代茶饮，慢慢呷服。每日1剂，每剂药煎2次或冲泡2杯或3杯。坚持服用1～3个月。

食滞腹痛　火麻汤治

因饮食不节，食积胃肠导致腹胀、腹痛，夜间常痛醒。虽大便不干但很难解，小便正常，舌红、苔白，脉稍弦数。中医辨为阳明腑实证，治宜通腑泄热。

【验方】火麻仁20克，厚朴12克，炒枳实8克，大黄4克，甘草3克。每日1剂，水煎分3次服。

患结肠炎　饮乌梅茶

乌梅味酸、涩，性平，归肝、脾、肺、大肠经，能敛肺涩肠、生津、安蛔。现代药理研究表明，乌梅对多种肠内致病菌有抑制作用，且有抗过敏作用，可用于治疗慢性结肠炎。慢性结肠炎起病缓慢，起初症状往往是大便带血或腹泻，大便不成形，内有黏液、脓和血，伴有腹痛。发作期与缓解期交替出现，严重时可有发热、恶心、呕吐、大量便血、食欲减退、

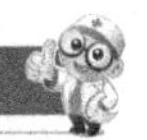

贫血及消瘦等症状。

【验方】乌梅15克。加水1500毫升，煎至1000毫升，加适量糖。每日1剂，当茶饮，25日为1个疗程。

肝郁呃逆　解郁有方

呃逆连续不休，呃声洪亮，胸胁烦闷，失眠，食欲差，大便干结，舌红、苔薄黄，脉弦数。中医辨证属肝气郁结，肝火上乘肺胃。治以解郁清火，理气和胃肃肺。

【验方】酸枣仁12克，白芍、枳壳、瓜蒌、枇杷叶各10克，山栀子、淡豆豉各9克，柴胡7克，竹茹6克，甘草3克。每日1剂，水煎分3次服。

虚热呃逆　中药妙治

呃逆即膈肌痉挛，表现为胃中浊气上逆，喉间呃呃连声，不能自主控制。脾胃虚热呃逆可见呃声低沉无力，气不接续，或脘腹疼痛，食欲不振，四肢倦怠，神疲乏力，脉虚弱。凡碱性反流性胃炎，反流性食管炎，幽门水肿，胃炎，胃及十二指肠溃疡等辨证属脾胃虚热者，均可用本方治疗。脾胃虚寒者、阳虚阴盛者慎用。

【验方】橘皮、竹茹各15克，大枣10枚，党参、甘草各9克，生姜12克。加减：若气滞，加青皮、厚朴各10克，以行气化滞；若气逆，加法半夏8克，枳实10克，以降逆理气；若肾不纳气，加蛤蚧、巴戟天各10克，以温阳纳气；若情绪不佳，加柴胡、枳实各10克，以疏肝降泄浊气；若有呕吐，加旋覆花（包煎）、代赭石各10克，以重镇降逆。用法：每日1剂，将药置锅内，加水约500毫升，煎煮约30分钟，取药汁分3次服用。也可将药研为粉状，每次服用约10克，每日3次。

胃热呕吐　服连苏饮

恶心呕吐，吐物酸苦，吐剧则呕黄汁，饮食少进，口干欲饮，畏吐不敢多饮，大便稀，每天2次或3次，舌淡红、苔薄腻微黄，脉沉而数。诊为外感余邪未尽，入胃化热呕吐。

【验方】黄连、紫苏叶各3克。捣碎，开水冲泡代茶饮。每日1剂，服2剂。

肝郁呕吐　中医巧治

临床可见呕吐吞酸，嗳气频作，胸胁胀满，烦闷不舒，每因情志不遂而呕吐吞酸更甚，舌边红、苔薄白，脉弦。中医辨证为肝郁气结，肝气犯胃型，治宜疏肝理气、和胃止呕。

【验方】代赭石（布包先煎）20克，党参15克，法半夏12克，赤芍10克，煨姜（纸包鲜姜片置于炉火旁烘烤，直至外表焦黄为度）8克。每日1剂，水煎服，早晚饭前半小时服用。

消化不良　中医有方

消化不良症见食少，餐后痞胀不舒，时有嗳气、呃逆。可服用下方调理。

【验方】山楂、神曲各9克，麦芽、玉竹各15克，甘草3克，冰糖适量。将前五味药加水2500毫升浸泡30分钟，用大火煮沸后改用小火煎煮约60分钟，滤除药渣后加入冰糖调味即可服用。

体虚便秘　四药可治

排便次数少，大便干结，排便困难，排便时间延长，腹胀、腹痛，咽干口渴，气短懒言，舌红少津、苔少而干，脉虚数。中医辨证属气阴两虚型，可用下方。

【验方】黄芪、女贞子各20克，灵芝、白芍各10克。每日1剂，水煎服，分2次餐后服。

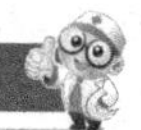

实热便秘 用冬瓜子

大便秘结不通，低热，腹部膨隆，叩诊呈鼓音，按之疼痛、拒按，无反跳痛，可扪及肠形及燥屎，肠鸣音减弱，舌红、苔黄腻，脉弦。中医辨证属阳明实热型，可用下方。

【验方】冬瓜子30克，大黄8克，桃仁、丹皮、芒硝（包煎）各6克。前4味药加水600毫升，煮取400毫升，去渣，入芒硝，再煮沸。每日1剂，分3次服。年老体弱者药量酌减。大便次数每日在3次以上者停用。

阴虚便秘 喝白芍饮

老年人便秘，临床可见头晕、心悸、口干，腹中及肛周灼热，舌红、少苔，脉细数。中医辨证属阴虚型。以白芍为主治疗老年阴虚便秘者，可获养阴血，润肠通便之功。

【验方】白芍、天花粉、玄参各12克，当归8克，或白芍15～20克，甘草6克。每日1剂，水煎分3次服。一般2～5剂即可排便通畅。

燥热便秘 罗汉果治

罗汉果有清热润肺、止咳、消暑解渴、润肠通便的功能，可治疗大肠燥热所致的大便秘结。症见大便干结难解，时有大便带血，多伴有口干，舌红、少苔，脉数。

【验方】罗汉果1只，火麻仁15克，旱莲草30克。每日1剂，水煎分3次服。

体虚便秘 用芪乌汤

习惯性便秘，四五日一行，大便干结，排便时间长，可见面色少华，畏寒，倦怠乏力，舌淡紫、苔薄，脉沉结无力。中医辨证属气血不足型，可用下方。

【验方】黄芪、制何首乌、白术、当归、肉苁蓉各10克，火麻仁8克。

每日1剂，水煎分3次服。

老年便秘　中药调治

老年性便秘脾肾两虚型可见大便数日不排，排出艰难，努挣乏力，排时汗出，便后疲乏不堪，头眩耳鸣，气喘心悸，腰膝酸痛，舌淡、苔厚，脉沉迟。治以益脾补肾，培土通便。可用以下中药方治疗。

【验方】党参、山药、熟地各10克，当归7克，白术12克，黄芪15克，锁阳5克。每日1剂，水煎分3次服，连用3剂。

盐泡大豆　巧治便秘

便秘患者可食用以下验方。

【验方】饱满大豆1000克，食盐100克。用适量热水将盐化开后泡大豆，然后将大豆晾干，炒熟，每日饭前和临睡前各嚼食10粒，牙齿不好者可研粉服用。

胖大海水　可治热秘

胖大海为寒凉之品，又归于大肠经，具有滑肠通便的作用，故可用于大肠积热引起的便秘、排便不畅，但其通便之力不强，只适用于轻症。

【验方】胖大海3枚。放在茶杯或碗里，用沸水约150毫升冲泡15分钟，待其泡发后，分次频频饮服。

药物便秘　泡五味子

本方治疗氯氮平所致的便秘有良好效果。用药期间氯氮平对原发病的治疗仍可继续。氯氮平属非典型抗精神病药物，易致便秘，影响患者对治疗的顺从性。五味子有敛肺滋肾、生津敛汗、益气生津、降火之功效。五味子能治疗氯氮平引起的便秘，可能与减轻氯氮平的抗胆碱能作用有关。

【验方】每次将五味子10克放入茶杯中，沸水浸泡10～15分钟，代茶

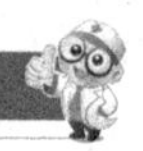

饮。每日3次，7日为1个疗程。

二便不通　服倒换散

临床见小腹急痛，肛门肿痛，小便不通，大便秘结，舌红、苔黄，脉数有力者，可用倒换散治疗。

【验方】荆芥、大黄各6克。共研成粉，加水约200毫升煮沸，用纱布滤去药渣，加入少许白酒（约5毫升）为引，温服。一般服药后3～4小时大便即通利。

血热尿血　半枝莲治

中药半枝莲味辛、苦，性寒，有清热解毒、散瘀止血、利尿消肿的功效，可用于治疗热毒痈肿、咽喉肿痛、吐血、尿血、黄疸等病证。血热导致的尿血，可见尿中带血，血色鲜红，或伴有尿急、尿痛、尿赤，舌红、苔黄，脉数。此证可以用下方治疗。

【验方】半枝莲、白茅根各15克。每日1剂，水煎分3次服。

热结血尿　四味药治

尿中带血，伴见尿道灼热不适，腰膝酸软，舌红、苔薄白，脉弦滑。中医辨证属热结下焦型，可用下方。

【验方】连翘、白茅根各30克，女贞子、旱莲草各15克。每日1剂，水煎分3次服。

血尿不适　服小蓟饮

血尿，尿色鲜红，尿热，尿频，小腹胀痛，舌红、苔薄腻或黄腻，脉滑数。中医辨证属湿热型，可用下方。

【验方】小蓟、车前子（包煎）各30克，藕节、滑石各15克，蒲黄（包煎）、生地、竹叶、山栀子、当归各10克，丹皮5克，甘草6克。每日1

剂，水煎分3次服。

泌尿结石　排石通淋

本方清利湿热，排石通淋，适用于泌尿系结石直径在1厘米以下者。

【验方】金钱草60克，海金沙、鸡内金各15克，薏苡仁30克，石韦20克。鸡内金研成粉末兑服，其余水煎服，每日1剂，分3次服。15日为1个疗程。

鲜芦根水　利尿退黄

芦根煎液可清热利尿、退黄护肝，对急慢性肝炎引起的转氨酶升高和肝功能异常均有较好的疗效。

【验方】鲜芦根60～150克。每日1剂，水煎分3次服。

阳虚尿频　分心木茶

分心木，又名胡桃隔、核桃芯，是核桃仁之间的木质隔膜。分心木味涩、苦，性平，归肾、脾两经，可固肾涩精，有治疗遗尿、腹泻、遗精和月经过多等症的作用。老人尿频，临床表现为尿频、尿急、夜尿多，伴腰膝酸软，手足怕冷，须发早白，牙齿松动等。中医辨证为尿频肾阳虚型。可饮分心木茶。

【验方】每日用分心木30克，煮水200毫升，分早晚2次饭前服用，每次100毫升。2个星期为1个疗程。一有便意就急不可耐的，可配车前草12克一起煎服；小便后余沥不尽的可配炙黄芪15克一同煎水内服；咳则尿出的，可以用乌梅10克同煎；夜间小便次数超过3次的，可以用桂圆肉12克同煎。尿频尿急如果还伴有失眠健忘，皮肤干燥，眼睛干涩的，可以同时每天食用核桃仁1个。

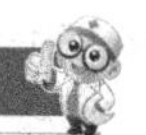

阳虚尿频　两味药治

尿频患者，临床见小便频数，点滴而出，不能自控，出汗易感冒，怕冷，面色苍白，乏力气短，食欲欠佳，舌淡、苔白，脉微弱。中医辨为肺脾气虚型。可服下方。

【验方】炙甘草20克，干姜8克。每日1剂，水煎分3次服，连服4剂。

脾虚尿频　中医有方

50岁以上男性出现尿频，先以夜尿次数增加为主，伴排尿困难。部分患者有尿急或急迫性尿失禁，可发生急性尿潴留、血尿。继发下尿路感染、膀胱结石时，尿频、尿急和排尿困难等症状加重，且伴有尿痛。中医辨证属脾虚型患者。症见小便滴沥不爽，小腹坠胀，排尿无力，可服下方。

【验方】黄芪、当归、茯苓、牛膝各12克，党参、陈皮、白术、升麻各10克，柴胡、桂枝各6克，泽泻8克。每日1剂，水煎分3次服。

韭菜根茶　巧治尿频

韭菜根味辛性温，归脾经、胃经，可温中行气、散瘀解毒，常用于治疗里寒腹痛、积食腹胀、胸痹疼痛、赤白带下、衄血、吐血、漆疮、疮癣、跌打损伤。《医林纂要·药性》载其“大补命火，去瘀血，续筋骨，逐陈寒，疗损伤；加酒服之，回阳救急”。韭菜根对肾阳不足导致的尿频有不错的疗效。

【验方】每天取韭菜根30～50克，洗净后水煎，代茶饮，长期饮用，效果更佳。

小便失禁　中医有方

老年人小便失禁可见小便自遗，神倦乏力，腰膝酸软，心悸气短，动则气喘，舌淡、苔薄白，脉沉无力。中医辨证属肾气虚者，治疗宜益气固肾，涩尿止遗。

【验方】党参18克，核桃仁15克。两者用水煎成浓汁，饮汁食核桃仁。

肺热尿淋　服石韦汤

热淋，血淋，石淋，小便不通，淋沥涩痛，吐血，衄血，尿血，崩漏，诊见舌红、苔薄黄，脉数，中医辨证属肺热型。可用下方。

【验方】石韦20克，冰糖适量。每日1剂，石韦、冰糖放锅内，加水400～500毫升，煎汤约200毫升，1次服完。

阳虚淋证　服中药方

淋症患者，小便点滴不通，下肢冷，舌淡、苔白，脉沉缓，中医辨证为肾阳不足，气化失司。可用下方。

【验方】茯苓15克，天花粉、瞿麦各9克，山药24克，制附子（先煎）10克，车前子（包煎）、牛膝各12克。每日1剂，水煎分3次服。

湿热淋证　马齿苋治

临床见尿频，尿急，尿痛，疲劳，腰酸，阴痒，舌偏红、苔薄，脉细弦。中医辨证为湿热淋证。可用本方治疗。

【验方】马齿苋（鲜草）150克。每日1剂，水煎分3次服。

治湿热泻　中医妙方

葛根芩连汤清热止泻，治疗暑热泄泻有较好效果。暑热泄泻可见腹痛腹泻，1日可达5次或6次，重者可达十余次，或腹痛，或肛门下重灼热，或汗出；口渴欲饮水，舌红、苔薄黄或腻，脉滑或数。但寒湿下注，禁用本方；脾胃虚弱证、脾肾虚寒证、伤食腹泻者，慎用本方。

【验方】葛根15克，甘草、黄芩、黄连各6克。加减：若腹痛明显者，加白芍、当归各10克，以理血止痛；若后重明显者，加薤白、槟榔各10克，以行气导滞除后重；若肛门灼热者，加白头翁、秦皮各10克，以清热收涩止泻；若腹泻如水样者，加茯苓12克，泽泻8克，以利湿行水；若脾气虚弱者，加白术、白扁豆各10克，以健脾燥湿止泻；若口渴明显者，加芦根、知母各10克，以清热养阴生津。每日1剂，水煎分3次服。

风寒腹泻　服苍术汤

食少腹泻，大便次数增多，便下稀薄或如水样，伴流清鼻涕，舌淡红、苔白，脉浮紧。中医辨证为风寒型，可用下方。

【验方】苍术15克，白术、茯苓、藿香各10克，紫苏叶5克，陈皮3克，白芷2克。每日1剂，水煎分3次服。

肝郁腹泻　中药巧治

肝郁脾虚型腹泻通常是由抑郁、恼怒及精神紧张造成，同时兼有食欲不振，疲劳乏力，胸胁胀闷嗳气等。本方可治疗此型腹泻。

【验方】白芷9克，白术15克，白芍12克，桔梗6克。每日1剂，水煎分3次服。

阳虚泄泻　药蛋能止

本方具有温阳止泻的功效，对脾肾阳虚泄泻，日久不愈，大便清稀，消化不良，腹部冷痛的患者尤为有效。

【验方】熟鸡蛋2个，石榴皮12克，补骨脂、淫羊藿、肉豆蔻各8克。将石榴皮、补骨脂、淫羊藿、肉豆蔻加水煮沸半小时，去渣取液；将熟鸡蛋去壳，与药汁一同煮半小时即可。吃蛋喝汤，每日1剂，连服3～5剂。

寒湿泄泻　中医有方

夏日喜食冷饮瓜果，寒湿伤阳，胃失温煦、脾失固摄而致泄泻，泄泻日久，气阴两虚，见泻下清稀，水谷不化，舌淡白、苔白腻，脉沉细无力，可用下方治疗。

【验方】仙鹤草30克，山药、生牡蛎、山茱萸各15克，党参20克。每日1剂，水煎分3次温服。

赤白痢疾　煮白头翁

赤白痢，发热腹痛，里急后重，大便每日解十余次，小便短赤，肛门灼热，舌红、苔微黄腻，脉滑数有力。中医辨证属湿热为患。治宜清利湿热，兼调气血。

【验方】白头翁、炒山楂、地榆炭、槐花各15克，秦皮12克，黄柏、当归各10克。每日1剂。水煎分3次服。

脾虚水泻　两味药治

水泻，泻下清稀，身弱怯冷，面色萎黄，手足皆冷，四肢倦怠，不思饮食，舌淡、苔白滑，脉虚濡或沉缓。中医辨证属脾虚湿胜者，可服下方治疗。

【验方】白术30克，车前子15克。每日1剂，水煎分3次服。

急性肝炎　服四草汤

患者巩膜及全身皮肤发黄，腹痛、腹胀或胁痛，厌油腻，纳呆乏力，恶心呕逆，尿黄如浓茶，大便干结，舌红、苔薄黄或黄腻，脉弦濡。诊断为急性黄疸型肝炎。治宜渗湿、清利、退黄、调理肝胆脾胃。

【验方】白花蛇舌草20克，金钱草15克，益母草、甘草各8克，大黄6克。每日1剂，水煎分3次服。

妙治肝炎　鸡骨佩兰

急性肝炎全身皮肤、巩膜黄染，色鲜明，食少，上腹部饱胀，小便色黄，或伴恶寒发热。治宜清热退湿、利胆退黄、芳香理脾。本方性略偏凉，不适用于常感胃脘冷痛、慢性腹泻的患者。

【验方】鸡骨草30克，佩兰9克。加水同煎，滤取药汁。或沸水冲泡。代茶频饮，每日1剂。

肝气不舒　饮三花茶

芍药花的作用为养血活血、疏肝，佛手花有和胃降逆、疏肝的作用，而茉莉花的香味不仅能够愉悦情志，其本身也有一定的清肝作用。三花茶可用于肝气不舒，烦躁易怒者。

【验方】芍药花、佛手花、茉莉花各2克。沸水沏茶喝，每日2次。

胆囊结石　排石有方

胆囊结石临床上见右上腹胀痛，向右肩背放射，口苦乏味，厌油腻，口干少津，大便秘结，心烦易躁，偶伴低热，舌苔薄白或正常，脉正常或弦紧。中医辨证属肝胆气结，脾胃失疏。治以疏肝理气，活血化瘀，疏运脾胃。

【验方】大黄5克，柴胡、黄芩各9克，枳壳、乌梅、川楝子、赤芍、鸡内金各10克，木香12克，茵陈20克，金钱草30克，郁金15克。每日 1剂，水煎分3次服。10剂1个疗程，间休5天，观察3个疗程。

肝热抽搐　饮僵蚕茶

惊风抽搐，咽喉肿痛，皮肤瘙痒，颌下淋巴结炎，面神经麻痹等，临床可见舌红、苔黄，脉弦数。中医辨证属肝经风热者可用下方。此方可解痉平喘，祛风定惊，化痰散结。

【验方】僵蚕、细茶叶各15克。将僵蚕、细茶叶混匀研成细粉。每日2次，每次2～2.5克。餐后温开水送服。

患胆囊炎　四味药治

慢性胆囊炎，右胁或右上腹短暂绞痛或钝痛，反复发作，胸闷，嗳气，脘腹胀满，食欲欠佳，大便干结，舌淡红、苔白，脉弦。中医辨证为肝郁气滞型。

【验方】白芍12克，枳壳、当归各10克，柴胡8克。每日1剂，水煎分3次服。

湿热绿汗　服茵陈汤

汗出染衣如绿豆汁色，胸胁胀满疼痛，口苦厌油，形体日渐消瘦，小便赤涩。中医辨证为汗证，肝经湿热型，治宜疏肝解郁，清热利湿。

【验方】茵陈12克，炒山楂、炒山栀子、茯苓、白芍各10克，滑石8克，柴胡、陈皮各5克，甘草3克。每日1剂，水煎分3次服。

眼干腰酸　饮中药茶

眼睛干涩，腰膝酸软，头晕耳鸣，舌红、苔薄，脉细。中医辨证属肝肾阴虚者，可饮用此茶。

【验方】石斛、枸杞子、女贞子各15克，白菊花10克。放入杯中，加沸水冲泡20分钟后代茶饮。每日1剂，多次饮服。

寒湿腰痛　吃术薏粥

腰痛，临床可见腰部冷痛重着，转侧不利，逐渐加重，每遇阴雨天或腰部感寒后加剧，痛处喜温，得热痛减，苔白腻而润，脉沉紧或沉迟。中医辨证属寒湿腰痛者，治宜散寒除湿，温经通络。

【验方】白术50克。加水2000毫升，煮沸后以小火再煮30分钟。去渣取药汁与薏苡仁250克煮成粥，待温度适宜时服食。每日分3次服，每次服食100克，做早、中、晚餐食用。

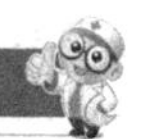

湿热腰痛　服芪苓汤

肾盂肾炎，腰部隐痛，少腹拘急，小便频数，食欲不振，乏力，舌淡、苔黄，脉滑数，中医辨证为湿热侵及下焦，可服用下方。

【验方】黄芪20克，猪苓、泽泻、生地炭各12克，茯苓、滑石、丹皮、续断各10克，阿胶（烊化兑服）、黄菊花、陈皮各6克，甘草5克。每日1剂，水煎分3次服。

腰酸发白　饮四味茶

凡腰膝酸软，须发早白，中医辨证为肾阴虚型者，可常饮四味茶。

【验方】桑椹、旱莲草各10克，女贞子、制何首乌各12克。以上原料研成粉末，放入杯子中，加入沸水冲泡20分钟，即可饮用。

患糖尿病　吃蒸苦荞

苦荞味苦、性寒，能清泻心火、滋阴润燥止渴，按以下方法制作能辅助治疗糖尿病。

【验方】苦荞面500克，干蒸30分钟后备用。开水冲面糊喝，每顿饭前服用2匙或3匙（约30克），每日3次。

患心绞痛　饮参术汤

心绞痛症见心前区憋闷或胸部压榨性疼痛，劳累时加重，气短，舌暗红、苔薄白，脉弦细。中医辨证为气虚血瘀型。

【验方】党参、炒白术、炙甘草各12克，山楂、五灵脂、降香各8克，乳香3克。每日1剂，水煎沸30分钟后，冲入米酒1汤匙。趁热早晚各服1次。

调治“更年” 五味中药

凡神情不安，敏感易怒，心烦意乱，思虑过度，头昏失眠，心悸，脉促等心脏神经官能症或妇女围绝经期（旧称“更年期”）综合征，服用下方均有明显效果。本方能补养心肾，安神和中。

【验方】炙甘草10克，小麦30克，大枣10枚，百合18克，生地15克。每日1剂，水煎分3次服。

预防“痴呆” 服养心汤

老年性痴呆，是指人在老年期（65岁以上），大脑发生萎缩及退行性改变后，形成的慢性进行性智能缺损。中医认为，人在进入老年期后，更应注意益气养神。因为人体的水液和血液运行，必须靠“正气”来推动。故有意识地服一些补气安神活血的药物，对动脉硬化者来说，可防止血栓形成，也可增加脑内的血流量。这样可从病理上减少致病因素对脑组织的压迫，而达到预防老年性痴呆的目的。养心汤有补气活血的功效，对预防老年痴呆有一定作用。

【验方】党参12克，川芎、远志、五味子各6克，肉桂3克，黄芪10克，当归、茯苓、半夏各8克，甘草5克，柏子仁、酸枣仁各9克。每日1剂，水煎分3次服，每周1剂或2剂。以服后身体舒适、精力充沛为有效。

阳虚心悸 桂甘龙牡

心悸又称心慌，是临床中比较常见病证之一。阳虚心悸可见心慌心悸，胸闷，气短，畏寒，手足不温，舌淡、苔薄白，脉弱。急、慢性心肌炎，病毒性心肌炎，大动脉炎，浅静脉炎，心律失常，神经衰弱，末梢神经炎等病辨证属阳虚心悸者，可服用桂枝甘草龙牡汤治疗。但瘀血内阻者、痰湿内盛者、阳热体质者，慎用本方。

【验方】桂枝12克，炙甘草6克，龙骨（先煎）、牡蛎（先煎）各18克。若气虚明显者，加党参12克，白术10克；若气短者，加黄芪、山药各

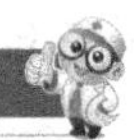

10克；若胸闷明显者，加枳壳、木香各10克；若心烦者，加知母、百合各10克；若梦多者，加酸枣仁、磁石（先煎）各12克；若舌苔腻明显者，加薤白、瓜蒌壳各10克。每日1剂，水煎分3次服，用药10日为1个疗程。病轻者需服用1～2个疗程，病重者需服用3～4个疗程。

防心脑病　有“补阳”汤

清代医家王清任所创的“补阳还五汤”，具有补气行气、活血化瘀、通经活络之功效。补阳还五汤由七味中药组成，方中黄芪补气，气足就能推动血行，营养周身；当归尾既能补血又可活血，且兼行气之功，为治血病之要品；赤芍、桃仁、红花专长活血化瘀；川芎活血行气，为血中之气药，对血行不畅引起的瘀滞之症，颇有奇效；地龙性善走窜，有疏通经络之效。诸药相合，补中寓散，散中寓补，使气旺血行，瘀消脉通。年过半百、有气虚血瘀症状的男女，每月服用补阳还五汤3～5剂，可有效预防各种心脑血管病的发生。此方使用安全，未发现明显毒副作用。

【验方】黄芪15克，当归尾10克，川芎、炒地龙各7克，赤芍、桃仁、红花各5克。每日1剂，水煎2遍混匀，分3次温服。

梅尼埃病　服磨盘草

梅尼埃病表现为眩晕，视物旋转，恶心呕吐，耳鸣重听。磨盘草又名金花草、耳响草、印度苘麻、白麻，能清热利湿、开窍活血，治疗本病效果好。

【验方】磨盘草（鲜根）30克。水煎后加白糖适量分3次调服，每日1剂，连服3～5日。

男性早泄　饮知柏汤

早泄是男子性功能障碍的常见病症之一。中医认为，知母、黄柏可清泻相火（命门之火）；金樱子、五味子可固肾涩精；枸杞子可补肾益精。

上述药物合用，有滋阴降火、补肾固精之功，可降低早泄患者射精中枢的兴奋性，使其射精所需要的刺激阈值增大，进而改善性功能障碍。

【验方】知母、黄柏、金樱子、枸杞子各10克，五味子6克。先用冷水将上述药浸泡2小时，再加水煎煮2次后合并药液。每日1剂，分早晚2次服下。

阴虚火旺　喝百合汤

阴虚火旺者可见潮热盗汗，手足心烦热，心烦失眠，舌红、少苔，脉细数。百合具有养阴清火安神的作用，阴虚火旺者可用百合汤治疗。

【验方】鲜百合100克。用冷水浸泡1小时，小火煎煮，煮沸5分钟后取下药罐，放凉后吃百合喝汤。每日1剂，一般服1～2周。

体虚感冒　喝参防粥

素体气虚的人免疫力低下，抗病力弱，稍不注意即易感风寒，出现头痛、鼻塞、流涕等风寒感冒的症状，且病程较一般人为重，若在感冒初起、症状仍轻时即服用食疗方以益气扶正、散寒解表，可防病情加重，快速痊愈。

【验方】太子参、防风各10克，桔梗6克，粳米、小米各50克。将太子参、防风、桔梗一起放入锅中，加水适量煎煮30～40分钟后取液，用此汁液与洗净的粳米、小米一起放入锅内，再加适量水煮至粥熟即可，加食盐调味后服用。每日1剂，连用3～5剂。

感冒困扰　一贴治愈

感冒见畏寒发热，全身酸痛，头晕乏力，舌淡红、苔薄白，脉浮紧，诊为风寒感冒者用本方治疗效果较好。

【验方】麻黄、香薷各15克，板蓝根、蒲公英各10克，桔梗12克。将上述药共研为细粉，成人一般用量约3.5克，儿童用量约1克。将药粉倒入肚脐中心，用医用胶布贴敷固定，勿令药粉撒漏。

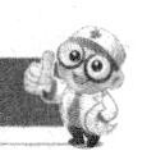

阳虚水肿　温阳利水

面、目、下肢浮肿，腹胀不舒，食欲不振，头痛，舌淡胖、边有齿痕，脉沉弦而细。中医辨证为阳气不运。可用通阳利水方治疗。

【验方】瞿麦、大腹皮、牛膝各9克，制附子（先煎）6克，茯苓12克，薏苡仁30克。每日1剂，水煎分3次服。

金参七散　补气活血

气虚血瘀临床可见心悸气短，食少乏力，少气懒言，面色淡白或暗滞，或胸中隐痛，或腹中胀满作痛，或有积块，或为偏瘫，舌青紫或有瘀斑瘀点、苔白黄干或苔少，脉细缓而涩等。常见于冠心病、高血压、高血脂、肝硬化、慢性结肠炎等病。金参七散由鸡内金、西洋参、三七组成，全方具有补气而化瘀、行血而不伤阴的特点，对于上述慢性病患者可长期服用。

【验方】鸡内金、西洋参、三七各30克。上药共研成细粉，每次服2克，每日服2次或3次，温开水送服。

肾虚气喘　饮代赭汤

气喘，动则喘息抬肩，行走则气喘更甚，夜寐不得平卧，身体消瘦，面色萎黄，舌淡、苔薄，脉细数，中医诊断为喘证，肺肾气虚，肾不纳气型，可用下方。

【验方】代赭石（先煎）、党参、生龙骨（先煎）、生牡蛎（先煎）各20克，蛤蚧、浙贝母各15克，山茱萸、芡实各10克，沉香2克。每日1剂，水煎分3次服。

戒烟烦躁　可饮药茶

戒烟过程中会出现烦躁不安、头昏头痛、失眠忧虑、食欲不振、口淡等一系列不适症状，医学上称尼古丁戒断综合征。中医辨证为火热烟毒上熏灼伤肺液、煎炼成痰。可服用戒烟茶理气化痰、润肺清肠。

【验方】绿茶、薄荷、藿香、甘草各5克，冰糖少许。水煮当茶饮用。每日分多次饮用，连用2～3天。

患高尿酸　用芪葛汤

痛风是由人体嘌呤代谢紊乱，尿酸生成过多，以致血尿酸升高并沉积于机体的病变。主要表现为反复发作的痛风性关节炎、痛风石、尿路结石与肾脏损害等。血尿酸升高者可用本方治疗。

【验方】黄芪、葛根各15克，五爪龙10克，乌梢蛇7克，全蝎3克。酒少许。上述药水煎取汁，加酒，每日1剂，分2次饮服，15日为1个疗程。

寒性体质　服桂姜茶

手脚常年发凉，神情疲乏，少气懒言，面色发白，浮肿，小便清长，大便溏薄，舌淡胖、边有齿痕。中医诊断为寒性体质。

【验方】红茶3克，桂枝2克，陈皮1克，生姜丝适量，枣花蜜适量。将红茶、桂枝、陈皮、生姜先放入保温杯中，冲入沸水浸泡片刻，再加入蜂蜜，调匀可饮用，边饮边添沸水至味淡为止。每日1次或2次。

湿热臌胀　服二根汤

患者腹大胀满疼痛，烦热口苦，渴而不欲饮，尿赤涩，便秘或见面目皮肤发黄，舌苔黄腻，脉弦数。中医辨证属阴虚湿热型臌胀。

【验方】鲜白茅根50～250克（没有鲜品可以饮片代替，但量要大些），鲜芦根50～250克（没有鲜品可以饮片代替），沙参15克，石斛、茯苓、泽泻、鸡内金、益智仁各10克。加减：腹水比较重的，加白芍30克；便秘者加白术30克；便溏者加太子参15克，炒白术10克。先煮白茅根、芦根，30分钟后滤去药渣，将所得汤液再煎煮剩余药物。每日1剂，分2次服用。

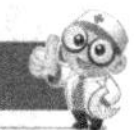

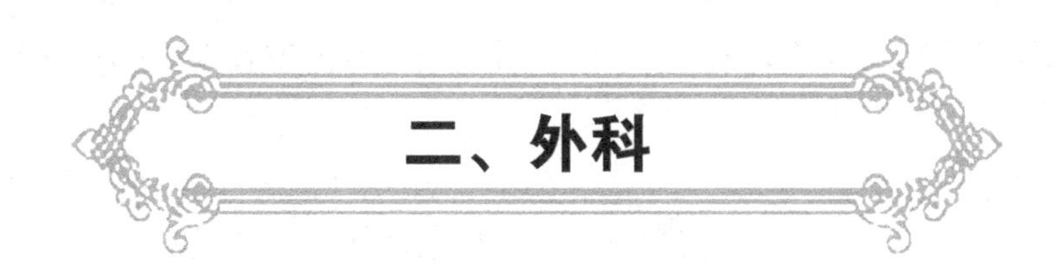

二、外科

颈椎狭窄　中药巧治

颈椎管狭窄症为颈椎管各个方向径线减小，是引起椎管狭窄脊髓压迫的各种疾病的统称，不是单一特定的疾病。颈椎管狭窄症可见肢体僵硬，肌张力增高，腱反射亢进，病理反射阳性等。其病位在督脉，中医学认为是“肝风内动”，病机为肝肾不足，督脉空虚，瘀血阻络，致肝风内动。治以补益肝肾，通络止痉为法。

【验方】生地15克，鹿角胶、当归、天麻、乌梢蛇各10克，川芎、制乳香各8克，葛根12克，牡蛎（先煎）20克。每日1剂，水煎分3次服，10日为1个疗程，一般治疗3个或4个疗程。

治肩周炎　内服外敷

肩周炎俗称凝肩、五十肩，是以肩关节疼痛和活动不便为主要症状的病证。临床上用白芥子、桑枝散寒祛湿、通络止痛治疗，疗效显著。

【验方】白芥子10克，桑枝25克。每日1剂，水煎分3次服。同时用药渣热敷肩峰部位，每日2次，每次30分钟，10日为1个疗程。

腹肌拉伤　服芍甘汤

运动所致腹肌拉伤，小腹疼痛，脐以下为主，且有压痛。诊见舌淡红、苔薄白，脉弦紧，中医辨证属阴血亏虚，肝脾失调，瘀血阻络，治以缓急止痛，滋阴通络。

【验方】白芍30克，甘草15克。每日1剂，水煎取汁300毫升，分早晚2次温服。

治腰劳损　黄豆酒汁

腰肌劳损患者可服用黄豆煮米酒。中医认为，黄豆有健脾宽中、润燥消水、消炎解毒、排脓止痛、益气的功效；米酒可活血补气、散结消瘀。两者配合使用，可以让腰部肌肉舒展，血液畅通，疼痛自然缓解。

【验方】黄豆150克，米酒300毫升。黄豆炒热后，倒入米酒，加少许水煮成一碗汁液，一次喝完，每日1次。

膝关节痛　四药巧治

膝关节疼痛，尤其阴雨寒冷时全身关节疼痛较甚。腰痛，大便不调，或秘或泻。汗出不多，舌淡暗、苔白，脉沉细。中医辨证属痹证寒湿阻滞型。治宜祛湿散寒。

【验方】麻黄9克，制附子（先煎）7克，细辛2克，防己4克。每日1剂，水煎分3次服。

各类囊肿　饮瞿麦茶

囊肿可发生于人体多个部位，常见的有胰腺囊肿、甲状腺囊肿、卵巢囊肿等。囊肿多由气滞、血瘀、痰结而成。瞿麦有清热利水、破血通经的作用。单用瞿麦一味治疗本病有一定疗效。

【验方】瞿麦30克，加水600毫升，小火煮沸20分钟，滤取药液，当茶分多次少量频饮。每日1剂，连续服30日。

治腮腺炎　用鲜蚯蚓

蚯蚓味咸性寒，有平肝熄风、通络、清热利尿之功，对治疗腮腺炎有

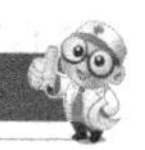

特效。临床上对于腮腺炎，在采用西药抗菌或抗病毒治疗的基础上，可结合以下方法进行治疗。

【验方】鲜蚯蚓5条，洗净放小碗内，添一汤匙白砂糖，静置15分钟即渗出透明液体。用敷料蘸取适量液体贴到患处，3小时换1次。

肛裂便血　服槐栀散

槐花被历代医家视为“凉血要药”，味苦性凉，无毒，归肝经、大肠经，具有清热泻火、凉血止血的作用。槐花山栀散能凉血止血，清热解毒，对肛裂便血有良好的效果。

【验方】槐花、山栀子各30克。将槐花一半炒用，一半生用，然后与山栀子共研成细粉。每日3次，每次服3克，用米汤送服。

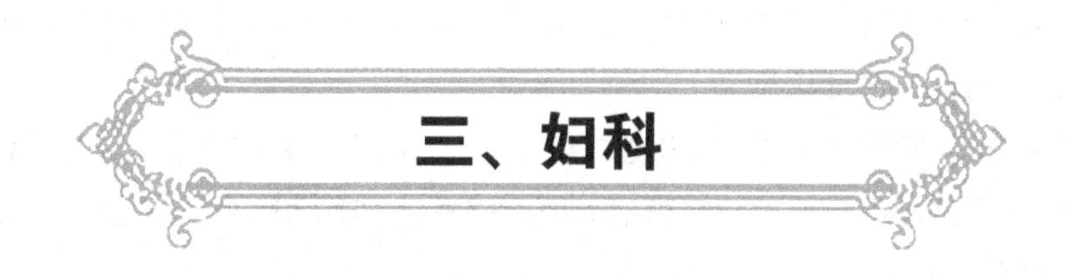

三、妇科

月经先期　药方巧治

气虚型月经先期见经期提前，经量或多或少，色淡质稀，神疲肢倦，气短懒言，小腹空坠，食少便溏，或伴腰膝酸软，舌淡红，舌边有齿痕，舌苔薄白，舌脉细弱。可用下方治疗。

【验方】党参10克，黄芪15克，甘草5克，当归、炒白术各8克，陈皮6克，升麻、柴胡各3克。每日1剂，水煎分3次服。

月经先期　喝芪参汤

月经先期，是指月经每月提前7天以上，甚至每月2次者。如仅提前3～5天，并无其他不适感觉，属正常范围。因气虚不能摄血引起的月经先期，血量多，色淡红，质清稀，精神疲倦，气短懒言，面色苍白，心悸气短，小腹有空坠感，舌淡、苔白而润，脉弱无力。中医辨证为气血两虚型。治宜补气摄血，健脾养心。

【验方】黄芪20克，党参12克，当归、酸枣仁各10克，升麻3克。每日1剂，水煎分3次服。

血瘀痛经　中药巧治

妇女痛经，尤其膜样痛经和子宫内膜异位症、盆腔炎等引起的痛经，临床可见月经色暗，夹有血块，舌暗红，脉涩。中医辨证属气滞血瘀型。治宜破气行滞，活血化瘀。

【验方】蒲黄（包煎）20克，炒五灵脂（包煎）12克，三棱、莪术、山楂各10克，青皮6克，炙乳香、没药各3克，血竭粉2克（冲服）。每日1剂，水煎分3次服。

血瘀痛经　山楂巧治

痛经，行经第1至第2天或经前1至2天发生小腹疼痛，待经血排出流畅时，疼痛逐渐减轻或消失，且经血颜色暗，伴有血块。中医辨证属血瘀型痛经，治宜活血化瘀。

【验方】完整带核鲜山楂1000克。洗净后加入适量水，小火熬煮至山楂烂熟，加入红糖250克，再熬煮10分钟，待其成为稀糊状即可。经前3～5天开始服用，每日早晚各食山楂糊30毫升，直至经后3天停止服用，此为1个疗程，连服3个疗程即可见效。此法也适合月经不调，中医辨证为血瘀者。

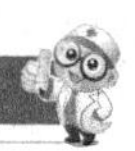

饮茜根水　可治闭经

气滞血瘀是闭经常见的证型之一，往往因大怒或忧思不解引起，表现为月经突然停闭或月经数月不行，小腹胀痛，拒按，按之更甚，胸胁隐痛，乳房胀痛，烦躁易怒，或精神抑郁，面色萎黄，舌有紫斑、瘀点，脉沉弦或沉涩。用茜草根煎水服用，效果较好。

【验方】茜草根10克，黄酒、水各250毫升。每日1剂，煎2次，共取药液300毫升，分3次服。

月经不调　中医有方

妇女月经不调、无排卵、腰膝酸软冷痛，伴面色无华，舌淡、苔白，脉沉细。中医辨证为血虚寒凝型。可服用以下验方。

【验方】红糖、大枣、枸杞子、桂圆肉各20克，熟地、白芍各10克，干姜、当归各6克。纱布包裹，与1只乌鸡同煮1小时，饮汤食肉。

乳房发痒　中药巧治

乳房发痒，搔抓不及，同时伴胃冷痛，喜温喜按，舌苔白润，脉细缓。中医辨证属阳明脉虚。

【验方】黄芪20克，白芍10克，当归、桂枝、生姜、甘草各7克，大枣7枚，饴糖30克。每日1剂，水煎分3次服。

产妇回乳　用经验方

临床上引产者或部分产妇因病不能哺乳或哺乳期拟停止哺乳者，若不予药物干预，往往出现乳房胀痛不适、肿块形成及体温升高，用西药回乳不良反应较大者，可服用下方。

【验方】炒麦芽150克，神曲50克，牛肉250克。加水共煮汤，吃肉喝汤，一般服用1剂或2剂即能回乳。

更年口干　郁李仁粥

更年期综合征，表现为口干口渴，食少干呕，尿少便秘，舌红、无苔，或有裂纹，脉细数。中医辨证为燥伤胃津型。治宜养胃润燥。用郁李仁与米煮粥服用，治疗本病效果好。

【验方】郁李仁10克，粳米60克。每日1剂，将郁李仁研粉煮水，再加入粳米煮粥，分次食之。

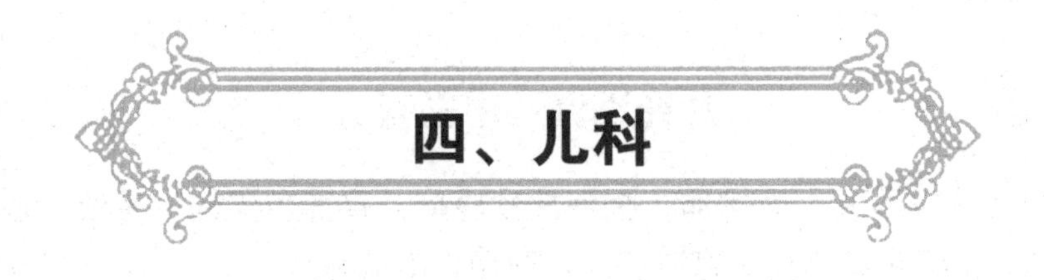

四、儿科

小儿高热　用三豆饮

发热、头痛、咳嗽，体温高时达40℃，西医治疗退烧后不久即又反复，体温持续在39℃左右。临床可见面色萎黄，神疲乏力，发热，唇干，大便溏烂、色黄、量少，小便短黄，舌红、苔薄黄，脉浮大。患儿可服三豆饮。

【验方】黑豆、绿豆、黄豆各20克，青蒿（后下）5克，白薇9克。每日 1 剂，水煎分3次服。

小儿脾疳　黄精冲服

小儿出现面黄肌瘦，困倦懒言，食欲不振，挑食，食后脘腹胀满，四肢无力，少气自汗，大便时干时稀等症状，中医称之为脾疳。黄精能补气养阴、健脾润肺、益肾，治小儿脾疳效果良好。

【验方】黄精300克，烘干研粉，温开水冲服。3岁以下每次服3克，

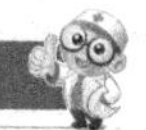

3～5岁每次服4克，6～10岁每次服5克，11～13岁每次服6克，早晚各服1次，10日为1个疗程，连服1～3个疗程。

小儿多涎　服止涎散

小儿常流口水称为多涎，中医辨证属胃虚脾弱不能摄纳津液。治宜健脾益气，燥湿和胃，补肾摄涎。

【验方】土炒白术12克，益智仁10克。上药共研为细粉，平分12包，每次1包，温开水调服或入烙面饼食之均可。每日2次，1周服完。

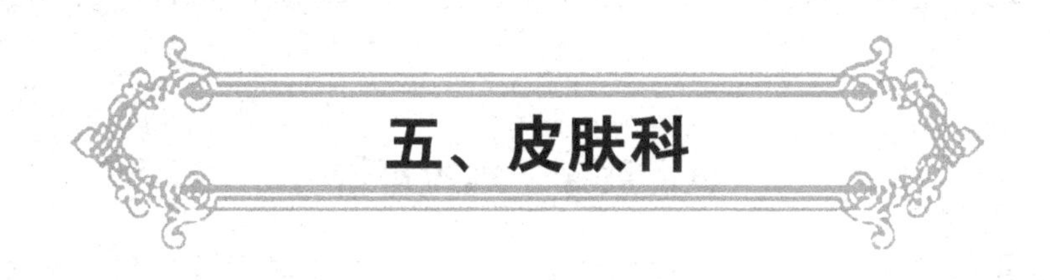

五、皮肤科

桃花药粉　美肤祛斑

桃花除观赏之外，还有较高的药用价值，其味苦性平，无毒，归心、肝、大肠经，有活血化瘀、利水通便、消食顺气、润肤养颜等功效。本方可活血化瘀、美白祛斑、润肤悦色，适用于颜面暗黑无光泽、黄褐斑、老年斑等症。

【验方】鲜桃花100克（或干品25克），冬瓜仁30克，陈皮20克。烘干共研细粉，置瓷瓶中备用。每日2次，每次取药粉5克，饭后用温糯米酒送服。

山药配伍　巧治斑秃

斑秃，头发脱落，局部皮肤光亮柔软，不痛不痒，舌淡红，脉缓而弱。中医辨证属血亏精虚者，治宜补益精血。

【验方】山药30克，枸杞子24克，生地18克，山茱萸、制何首乌各15克。水煎分3次服，治斑秃效果很好。

患荨麻疹　中药巧治

本方祛风止痒，清热祛湿，适用于荨麻疹初起，症见皮肤瘙痒，抓后皮肤即发大小不等风团，剧烈瘙痒，此起彼伏，骤起骤消。

【验方】苍术、黄柏、荆芥、蛇床子、白鲜皮、丹皮各8克，防风、全蝎、蝉蜕、连翘、茯苓各6克，地肤子10克，甘草7克。每日1剂，水煎分3次服。

急性肤痒　蝉蜕可治

皮肤瘙痒，疙瘩遍起，搔抓后堆积成片。症状反复发作，经久不愈，急性发作时自觉剧痒、烧灼感或刺痛。中医辨证为卫气不足不能固表，毛孔疏松或汗出受风所致。治宜疏风解表止痒。

【验方】蝉蜕5克，加水250毫升，水煎30分钟左右取汁饮用，或将其研成粉，每次取3克温水冲服，每日3次。

湿疮瘙痒　服薏米汤

全身瘙痒反复发作，多处丘疹高出皮面，有糜烂，渗液，食欲不佳，小便少，大便溏，舌淡、苔白厚腻，脉浮缓而涩滞。中医诊断为湿疮，证属脾阳亏虚，风寒湿邪蕴结肌肤。

【验方】薏苡仁30克，茯苓、煅牡蛎（先煎）各20克，车前子15克，苦杏仁、桂枝、白术、炙甘草、法半夏各10克，炙麻黄8克。每日1剂，水煎3次，前2次取汁早晚分服，第3次煎取汁凉后湿敷患处。治疗期间禁食刺激食物。

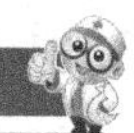

经行肤痒　中医巧治

妇女经行皮肤瘙痒，经前 2至3日或经期皮肤瘙痒，伴头晕，面色少华，舌淡、苔白，脉细弱。中医辨证为血虚生风型。治宜补血祛风止痒。

【验方】熟地12克，当归、何何首乌各10克，枸杞子、白蒺藜、白鲜皮、白芍、荆芥各6克。每日1剂，水煎分3次服。

消疹止痒　龙眼壳水

龙眼壳味甘，性温，有散风疏表、消疹止痒之功，临床用以治疗遇寒则发的皮肤瘙痒及荨麻疹，疗效颇佳。此方简便易行，无不良反应，患者不妨一试。

【验方】龙眼壳30克。加水1000毫升，浸泡2小时，大火煮沸，改小火继续煎煮20分钟。放凉后用药汁擦洗患处，每日2次。一般连用7日。

治牛皮癣　清热祛湿

牛皮癣是一种慢性瘙痒性皮肤病，因患处状如牛颈之皮，肥厚坚硬，故名牛皮癣。中医认为牛皮癣的病因是风热之邪入侵肌肤，毒热蕴结，令血燥不能荣养肌肤所致。症见脱屑明显，皮肤褶皱处稍有潮湿糜烂。本方可治疗风热湿型牛皮癣。

【验方】赤小豆、蚕沙、滑石各10克，连翘、威灵仙、金银花、薏苡仁各12克。每日1剂，水煎分3次服。

内服外洗　巧治淋病

淋病，为最常见的一种性病，主要表现为尿频急、尿痛、脓血尿，以尿道口流脓性分泌物为特征。选用消炎、利尿之药治疗，能及时控制病情，有效抑杀淋球菌，迅速消除尿道炎症。方药如下。

【验方】土茯苓、蒲公英、鱼腥草（后下）、海金沙（包煎）、车前子（包煎）各12克，金银花、大青叶各10克，连翘、虎杖、知母、黄柏、山栀子各7克，丹皮、甘草梢各6克。加减：小便短赤加滑石、车前草各12克，龙胆草5克；尿路涩痛加金钱草、石韦、瞿麦各10克；尿中带血加白茅根、小蓟、紫珠各10克；分泌物多加马齿苋、萹蓄各10克，黄连6克；灼热奇痒加苦参、白鲜皮、地肤子各10克；白带量多加薏苡仁20克，苍术、萆薢各10克；反复发作加穿山甲、地龙、僵蚕各10克。用法：每天1剂，水煎分4次服。药渣加水复煎，滤取药液趁热先熏洗患处，后坐浴，早晚各1次，每次20分钟，7日1个疗程，直至肿消脓净、痒止痛除。

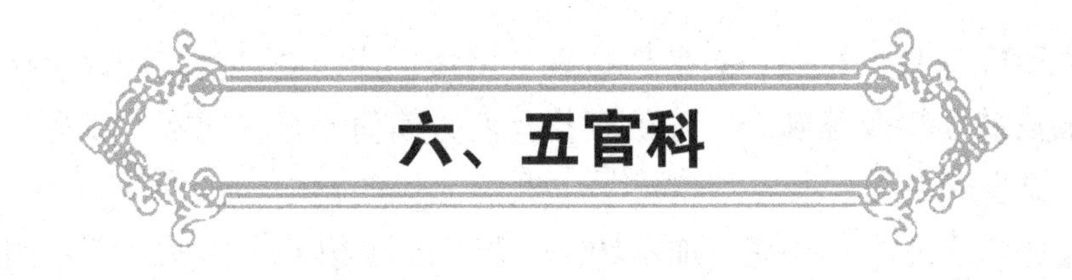

六、五官科

额窦炎症　服芷芩散

感冒前额疼痛剧烈，两目眶内上角头痛尤甚，伴鼻塞流涕，舌尖红、边有瘀点、苔黄腻，脉数。中医辨证为瘀热互结证。可服用下方。

【验方】白芷、黄芩各10克，苍耳子6克，赤芍5克，川芎8克。每日1剂，水煎早晚分服。若兼头痛者加葛根20克，鼻塞流涕者苍耳子加至10克，舌红绛者赤芍加至12克，舌紫暗或有瘀点者川芎加至10克。

眼结膜炎　用银连汤

眼结膜炎，症见眼白鲜红，甚至可见小出血点，眼睑红肿明显，灼热疼痛，有大量黄稠分泌物，羞明畏光等。中医辨证为火毒型。可服用下方。

【验方】金银花10克，黄连6克，甘草3克。便秘者，加大黄5克。每日1剂，水煎2次，混合后分3次服。

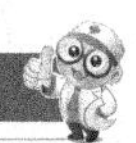

患飞蚊症　中医有方

飞蚊症，患者眼前会出现黑点，像蚊虫在飞一样，随眼睛的转动而动，但视力不受影响。这是眼内玻璃体中的细小混浊点飘动所致。临床可见腰膝酸软，耳鸣，手足心热，舌红、少苔，脉细数。中医辨证属肝肾阴虚型。

【验方】熟地20克，山药、白芍、枸杞子各15克，菟丝子、当归、丹皮、山茱萸、沙苑子、白蒺藜各10克。若热重火盛者，加知母、黄柏、泽泻各10克。每日1剂，水煎分3次服。

目赤肿痛　服白头翁

急性眼结膜炎表现为目睛赤痛，眼睑肿胀，视物模糊，可伴大便不畅，小便短赤，舌红、苔黄，脉弦数。中医辨证为肝火上炎型。治宜熄风清热，凉血解毒。可服用下方。

【验方】白头翁20克，黄连、黄柏、秦皮各6克。每日1剂，水煎分3次服。

眼睑赤痛　服决明砂

眼睑缘炎，可见眼胞睑边缘红赤溃烂，痒痛并作，可见睫毛脱落，甚至睑缘变形。治宜清热祛风，胜湿。

【验方】炒决明子20克，沙蚕沙15克。上药按比例加大剂量研成粗末。每日用40克置保温瓶中，冲入沸水适量，盖闷15～20分钟后代茶频饮。注意：脾虚便溏者忌用。

“针眼”红肿　黄连外治

睑腺炎俗称麦粒肿或针眼，以眼睑边缘有局限性水肿、疼痛、眼睑充血、肿胀、有硬结、波及结膜引起水肿为特点。中医辨证为内里之火上攻。治宜清热燥湿、泻火解毒。

【验方】黄连适量研粉，用开水浸泡4小时后取其液涂于患处。

眼睛干涩　饮三红汤

现代都市人很多都用眼过度，造成眼睛疲劳，出现眼干、眼涩等症状。“三红汤”兼具补气、滋阴、化瘀的作用。每天当茶水喝，长期坚持，能有效缓解眼睛干涩等症状。

【验方】山楂干品3个，大枣5个，枸杞子10粒，将山楂和大枣洗净，用沸水冲泡当茶饮用。

瘀血流泪　服血藤汤

双眼反复流泪，遇风更甚，伴视物不清，头晕乏力，气短，食欲差，双手甲床色泽青紫，舌有瘀点、苔薄白，脉细涩，中医辨证为肝经血瘀，脾气不升。治宜化瘀养肝，通经活络，升举脾阳。

【验方】鸡血藤20克，当归、白芍、酒赤芍、葛根各10克。每日1剂，水煎分3次服。

患中耳炎　用中药粉

慢性中耳炎久治不愈者，可用下方治疗。

【验方】三七、儿茶、血竭、熟石膏各3克，赤石脂5克，煅龙骨、乳香、冰片各2克，麝香1克。将前7味药共研为细粉，再依次加入冰片、麝香混匀备用。使用时先用双氧水（过氧化氢）清洗耳道，然后将该药粉吹于耳内，每日1次。

治疗耳鸣　菖蒲参茶

耳鸣，临床症见头重昏沉，耳内胀闷，堵塞感较强，劳累后加重，倦怠乏力，食欲不振，便溏，面色萎黄，舌淡，苔白腻，脉滑。中医辨证为气虚痰凝型，治宜益气化痰、降浊开窍。

【验方】石菖蒲、红参须、绿茶各3克。用沸水冲泡，代茶饮用，以味淡为度，每日1剂。

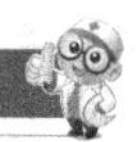

耳鸣耳背　服通气散

耳鸣、耳聋是中老年人的常见病。清代名医王清任在《医林改错》提道："耳孔内小管通脑，管外有瘀血，靠挤管闭，故耳聋。"本方尽管药物组成简单，但相当巧妙缜密。柴胡可升阳达郁，川芎可行气调血，香附可开郁散滞，三药合用，可以行气活血、条达郁滞，用以治疗气滞血凝型耳聋（相当于西医的神经性耳聋）。对症的患者服药1个月后听力就会有所好转。因肾虚所致者本方无效。

【验方】柴胡、香附各30克，川芎15克。共研为细粉，每日2次，早晚各取9克，用沸水冲服。

听力下降　饮五味茶

临床见听力逐渐减退伴有耳鸣，头晕目眩，失眠多梦，腰膝酸软，口燥咽干，手足心热，神疲乏力，自汗怕冷，食欲不振，舌红、少苔，脉细弱或细数。中医辨证为听力减退气阴两虚型。可用下方。

【验方】核桃仁、黑芝麻、西洋参、甜杏仁各10克，枸杞子15克。加水适量，煮沸15分钟，加冰糖30克，桂花5克，即可食用。

听力减退　服膝泽汤

听力逐渐减退，可伴有耳鸣，如蝉鸣声，或伴头晕目眩、失眠多梦、腰膝酸软、口燥咽干、夜尿频多、头发脱落、牙齿松动等表现，舌红、少苔，脉细弱，中医辨证属肾阴虚型。

【验方】牛膝、泽泻、磁石（先煎）、熟地各15克，丹皮、山药、山茱萸、茯苓、五味子各10克。每日1剂，水煎2次，共取药液600毫升，分3次于饭前1小时温服。

口腔溃疡　服四味汤

口腔溃疡，舌体或口唇可见溃疡点，疼痛，说话及进食均受影响，口中异味，舌红、苔薄黄，脉细数。治以清热解毒、托疡生肌、补益元气。

【验方】金银花、当归、黄芪各10克，黄连3克，加减：溃疡边缘色赤，疼痛较明显，伴心烦者，加黄芩、山栀子各10克；溃疡边缘色淡，疼痛不甚者，加党参10克，桂枝、五倍子各8克；伴有外感症者，加连翘、板蓝根各10克；若伴有大便秘结，加大黄5克。每日1剂，水煎2次，药液混合后分3次温服。连服5～7日。

口腔疾病　药粉刷牙

现代研究表明，中药牙粉对牙龈出血、牙周炎、口臭、牙齿怕冷怕热等一些常见的牙齿或口腔问题，效果不错。

【验方】野菊花、蒲公英、藿香、薄荷叶、杜仲、白矾、食盐各适量。共研磨成粉，混匀。刷牙时，用干牙刷直接蘸牙粉，轻轻涂擦到牙齿表面，尽量让牙粉渗透到牙齿缝隙中，让牙缝略有被塞满感，以保证牙粉保养牙齿的时间，然后漱口，用牙刷轻轻刷掉牙粉即可。

胃热口臭　三味药治

患者口内出气臭秽，或有口糜口疮，或牙痛龈肿，或胃痛，腹痛，口渴，大便秘结不通，烦躁失眠，舌红、苔黄，脉数，中医辨证为胃肠积热型。治宜和胃清热、通腑泻浊。

【验方】大黄6克（后下），芒硝5克（后下），炙甘草4克。每日1剂，水煎至100毫升，早晚各1次空腹服。若每日大便超过3次则暂停服用。用药7日有效。

夜间口干　服莲地汤

老年人夜间口干，常由肝肾阴虚，津液不足所致，临床症见口干，头晕耳鸣，腰膝酸软，舌红、少苔，脉细数。本方对老年人夜间口干兼头晕、目眩、耳鸣、鼻出血等症状有一定疗效。

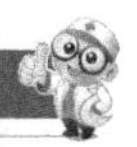

【验方】旱莲草40克，生地12克，加水700毫升，水煎30分钟，代茶饮，每日1剂，连服7剂为1个疗程。服药14日后，症状可缓解。

放射喉炎　服中药方

放射性咽喉炎是由于头面部肿瘤患者接受放射线治疗，导致咽部黏膜损伤的一种放射病。临床常表现为咽干、声音嘶哑、喉咙有异物感、干咳喉痒等症状。放射性咽喉炎属中医之“喉痹”“失音”范畴。舌脉征象有舌红、苔薄黄或少津，脉滑数或细数。本方治放射性喉炎、慢性咽炎等，效果显著。

【验方】太子参12克，生地10克，山茱萸、桔梗各15克，枇杷叶、木蝴蝶、枳壳、浙贝母、白僵蚕各8克，金果榄6克，甘草5克。每日1剂，水煎分3次服。

急性咽炎　泡三七花

急性咽喉炎患者，可服下方。

【验方】三七花3克，青果5克。用沸水冲泡代茶饮。每日1剂，有很好的疗效。

防治咽炎　薄蜜蛋饮

咽炎为临床常见病。中医认为，薄荷能解表、散风热、利咽喉，是治疗外感风热、头痛目赤、咽喉肿痛之良药；蜂蜜能补中润燥，并能解毒、调和诸药；民间有生食鸡蛋可祛火利咽之说。经常饮用薄荷蜂蜜鸡蛋饮，可有效地减轻原有的咽部不适症状，防止咽炎复发和加重。

【验方】薄荷5克，鸡蛋1枚，蜂蜜适量。将500毫升水煮沸，放入薄荷，煮5分钟，去薄荷，再将生鸡蛋去壳放入茶碗，用煮沸的薄荷水将鸡蛋冲开，然后放入蜂蜜搅匀，放温即可饮用。在冬春季感冒流行期间，有疑似感冒症状，或初觉咽部不适时立即饮用，一般连用3～5日，可预防感冒咽炎。

风热咽痛　桔草汤治

外感风热引起的咽喉疼痛，或扁桃体肿大，表现为吞咽时疼痛，咽部红肿，干燥，分泌物增加，黏膜表面常有稠厚黏液，口微渴，发热，怕风，头痛，周身不适，或咳嗽，痰黏不易咯出，舌红、苔白或薄黄，脉浮数。临床用桔梗、甘草治疗风热型咽痛效果好。

【验方】桔梗7克，甘草5克。每日1剂，沸水冲泡，分多次含漱、饮服。

慢性咽炎　含服桑椹

中医认为，慢性咽炎多为虚火上炎引起。桑椹具有滋阴、润燥、补血之功，临床实践证明，含服法能使桑椹的有效成分直接作用于咽喉病变局部，从而有利于药效的充分发挥，对虚火上炎所致的慢性咽炎疗效显著。

【验方】桑椹15粒。洗净后放入口中含服，半小时内服完，服后暂不喝水。每日3次，3日为1个疗程。一般服药1至2个疗程可使病情好转或痊愈。

慢性咽炎　服麻仁饮

慢性咽炎主要表现为咽部疼痛、干燥、发痒及异物感，或发声低微、声嘶沙哑等，感冒发热、进食辛辣、休息不好、熬夜时症状加重，多年不愈。火麻仁味甘，性平，入脾、胃、大肠经，功能润燥滑肠，兼有滋养补虚作用，临床上常用于体质较为虚弱、津血枯少的肠燥便秘者及老人或产后便秘者。由于肺与大肠相表里，以火麻仁通腑润肺，以除肺脏虚火，对虚火喉痹有较好疗效。

【验方】火麻仁50克。加水300毫升浸泡60分钟，小火煎取150毫升，再次煎煮取汁，合并煎液。每日1剂，早晚分服。每日2次或3次为度，不必尽剂。

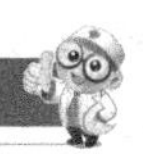

利咽止痛　桔梗药茶

桔梗味苦、辛，性平，具有宣肺、利咽、祛痰、排脓之功效，常用于治疗咳嗽痰多、胸闷不畅、咽痛音哑、肺痈吐脓、疮疡脓成不溃等病证。研究显示，桔梗有祛痰、镇咳、抗炎三大功效，是临床治疗咳嗽多痰、咽喉疼痛最常用的药物之一，故有“祛痰利咽要药”之称。本方对急性咽炎引起的喉痛效佳。

【验方】桔梗10克，甘草、薄荷、牛蒡子各6克。每日1剂，水煎分3次服。

扁桃体炎　饮大黄水

急性化脓性扁桃体炎，扁桃体肿大、化脓、疼痛，便秘，舌红、苔黄，脉数，可用下方。

【验方】大黄10克（小儿用4克），加沸水250毫升冲泡，待温度适宜时徐徐下咽。每日1剂，每剂可重复冲泡4次。

虚火牙痛　服玄苍饮

牙痛表现为隐隐作痛，午后及夜间较重，伴咽干口渴，手足心热，腰膝酸软，无口臭，舌红、少苔，脉细数。中医辨证为阴虚火旺型，治宜滋阴降火。

【验方】玄参、苍耳子各10克。每日1剂，水煎2次，混合后分3次服。

牙痛不止　茶枯水治

茶枯中含有较高的茶皂素，茶皂素有消炎、抗菌、镇痛、抗渗透等功效，用于治疗急性牙龈炎、牙周炎引起的牙痛，有一定疗效。

【验方】茶枯20克，打碎，加水300毫升，先大火煮沸再小火煎煮15分钟，滤取药液，待药液微温时，口含适量茶枯水浸牙5～10分钟，口含后将茶枯水吐出，切忌吞下。每日2次，一般口含2次后牙痛即可止住。

虚火牙痛　服中药汤

牙龈肿痛，牙周炎，舌红、少苔，脉细数。中医辨证属阴虚火旺型。治宜滋阴降火、消肿止痛。

【验方】旱莲草、侧柏叶各15克，细辛3克，海桐皮30克。每日1剂，水煎分3次服。

牙龈肿痛　饮中药汤

牙龈炎多由阴虚火旺引起。可见牙龈渗血红肿疼痛，伴有心烦、手足心热、咽干舌燥、腰部酸胀、腰痛等。本方可缓解阴虚火旺导致的牙龈炎。

【验方】石膏15克，熟地20克，麦冬、知母、牛膝各6克。每日1剂，水煎后分3次服。

燥热鼻衄　导赤散治

临床见鼻黏膜干燥易出血，口干口渴，面红，小便黄赤，舌红、苔黄，脉数。中医辨证属燥热证。可服导赤散加味治疗。

【验方】生地、竹叶、连翘、白茅根、黄芩各9克，木通、甘草各3克。每日1剂，水煎分2次服，3日为1疗程。

治鼻出血　饮茜栀汤

血热型鼻出血可见反复流鼻血，时好时发，长期不愈，出血量一般不多，舌红、苔黄，脉数。中医认为，茜草味苦，性寒，能凉血、行血、止血，山栀子味苦，性寒，能清肺、胃、肝经之火，泻三焦上炎之热。二药合用，治疗本病，疗效甚速。

【验方】茜草、山栀子各10克。每日1剂，水煎分3次服。6岁以下儿童剂量减半。

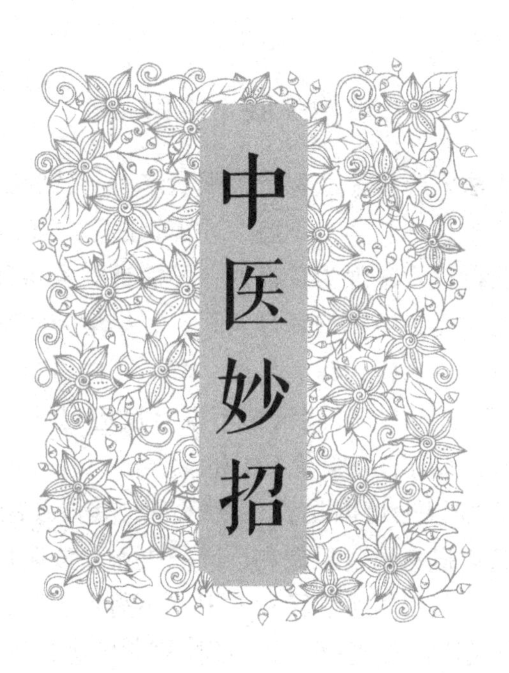
中医妙招

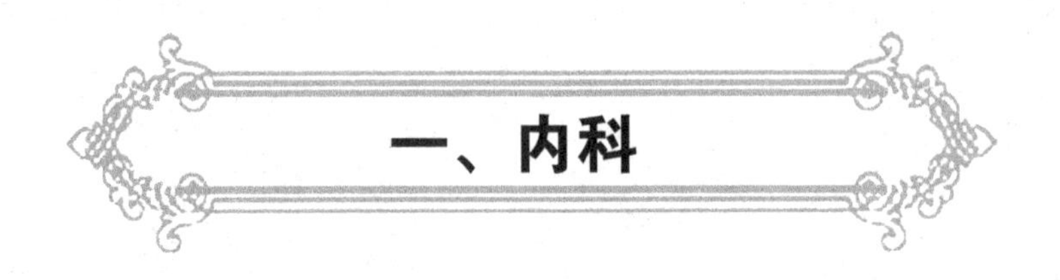

一、内科

辨治失眠　中医茶疗

失眠，指无法入睡或无法保持睡眠状态，导致睡眠不足。又称入睡和维持睡眠障碍，中医称其为“不寐”“不得眠”“不得卧”“目不瞑”，是以经常不能获得正常睡眠为特征的一种病证，为各种原因引起的入睡困难、睡眠深度或频度过短（浅睡性失眠）、早醒及睡眠时间不足或质量差等表现。临床以不易入睡，睡后易醒，醒后不能再睡，时睡时醒，或彻夜不眠为其证候特点，常伴日间精神不振，反应迟钝，体倦乏力，心烦懊恼，严重影响患者的身心健康及工作和生活。

中医认为失眠以七情内伤为主要病因，其涉及的脏腑不外心、脾、肝、胆、肾，其病机总属营卫失和，阴阳失调，或阴虚不能纳阳，或阳盛不得入阴。正如《黄帝内经》云：“卫气不得入于阴，常留于阳。留于阳则阳气满，阳气满则阳跷盛；不得入于阴则阴气虚，故目不瞑矣。”

现介绍中医茶疗如下，根据个人情况辨证应用。

1. 入睡困难：多表现为出现困意后躺在床上头脑却很清醒，30分钟内不能入睡，烦躁易怒，辗转反侧，舌红、苔黄，脉弦。此症多由心火旺盛或心肝火旺而扰动心神所致，治疗应以清热泻火安神为主。

【验方】丹皮10克，炒山栀子6克，淡竹叶、莲子心各5克。沸水冲泡代茶饮，每日1剂。

2. 早醒多梦：能在短时间内入睡，但多在半夜醒来，且醒后不能再入睡，心烦，可伴有口干，腰酸乏力，精力下降。此症常由肝肾阴虚，精血不足，阴虚生热，热扰心神所致，治疗应补益精血，养阴清热以安神。

【验方】黄芪、山茱萸、百合各15克，知母、当归各10克。沸水冲泡

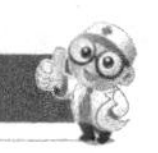

代茶饮，每日1剂。

3. 入睡困难且早醒：多心烦、乏力、口干、腰酸腿软，兼具前两种失眠的特点；可由前两型转化而来。或心火、心肝火旺日久，火热伤阴，肝肾阴亏；或肝肾阴亏，阴虚火旺引动心火而成。治疗应以补益肝肾、清热宁神为主。

【验方】山茱萸、黄芪各10克，淡竹叶、知母、五味子、炒山栀子各6克。沸水冲泡代茶饮，每日1剂。

治疗失眠　喝小米粥

我在门诊时遇到一位患者，已绝经两年，阴道炎经常复发，去过多家医院就诊效果不好。她来我门诊治疗时有口干口苦、口臭、胃口不好，经常反酸，大便不成形，入睡困难，晚上经常醒数次，两下肢轻度浮肿等症状。平时经常喜欢吃甜食及糯米制品，如汤圆、八宝饭、蛋糕等。根据中西医结合治疗，饮食习惯的纠正，加上每晚喝1碗小米粥持续2月余，现患者自我感觉明显好转，口干口苦、口臭、反酸、下肢浮肿没有了，困扰她几十年的大便不成形现在也成形了，尤其是睡眠质量明显提高了，阴道炎复发次数也减少了。

《本草纲目》记载，小米“治反胃热痢，煮粥食，益丹田，补虚损，开肠胃”。发芽的小米含有大量酶，是一味中药，有健胃消食的作用。而中医认为小米味甘咸，性寒，有清热解渴、健胃除湿、和胃安眠等功效，内热者及脾胃虚弱者更适合食用。每晚熬小米粥喝，不仅睡得快、睡得香，而且第二天早晨面色红润，精力充沛。

小米是碱性谷物，具有滋阴养血的功效。小米的硒含量也很高，硒是重要的抗氧化剂，有明显的抗衰老作用。小米还能够解除口臭，减少口中细菌的滋生。小米中含有丰富的氨基酸，可以抗菌和防治阴道炎。

肝炎失眠　叶下珠治

病毒性肝炎发病率一直位居我国乙类传染病报告发病数之首，很多患者思想负担较重，导致不同程度的睡眠障碍。临床采用单味草药叶下珠治疗病毒性肝炎失眠取得良好疗效，现介绍如下。

【治法】采叶下珠鲜草50克，洗净，加水浓煎取汁200毫升，早、晚饭后30分钟各服1次，每日1剂。连服3周，停药观察1周。

【疗效】共治疗39例，29例患者失眠症状完全消失或基本消失，6例患者失眠症状有改善或部分症状改善，仅有4例失眠症状无变化或加重。

【体会】叶下珠味微苦、甘，性凉，归肝、脾、肺经，有平肝明目、清热解毒、利尿通淋、除疳止痢等功效。叶下珠改善病毒性肝炎失眠症患者的睡眠质量可以从3个方面解释：一是叶下珠具有明显的昼开夜合特性，其“昼开夜合”的生长特性与自然界阴阳消长节律一致，与人类的睡眠时间是相互吻合的，符合中医“天人相应”的传统理论；二是叶下珠具有“平肝明目”的传统功效，能柔滋足厥阴经之虚热，泻火透气而外发手少阳之经气，符合“肝主睡眠说”的理论；三是现代研究证明叶下珠有明显的抗肝炎病毒及抗肝损害作用，能够改善患者肝功能，从病源上阻断病毒性肝炎失眠症的发生。

寒湿泄泻　药散敷脐

寒湿泄泻是临床常见病症，主要表现为大便水样、便次增加，容易并发脱水及电解质紊乱，若不及时治疗，易延误病情，甚至危及生命。临床采用香萸散敷脐治疗寒湿泄泻，疗效满意，现介绍如下。

【治法】常规给予静脉补液治疗，脱水纠正后，继而用香萸散敷脐治疗。香萸散处方：丁香、胡椒、肉桂各3克，车前子9克，吴茱萸、白术各6克。将以上药物共研细粉，混匀后加食醋适量调成糊状，敷于脐部，用胶布或伤湿止痛膏固定。

【体会】寒湿泄泻其病位在肠，病机为寒湿内停，湿困脾土。脾喜燥而恶湿，湿重则运化失职，清浊不分，故泻下清稀。“诸病水液，澄澈清冷，皆属于寒”。故治宜温肾扶脾，固肠止泻。方中丁香温中暖肾；吴茱萸温中止痛、降逆止呕；胡椒温中驱寒；肉桂辛热，通脉、温补；车前子淡渗清利；白术健脾利湿，使湿邪自小便而利，如张子和《儒门事亲》所

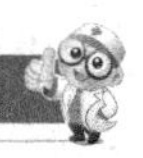

说“凡治湿，皆以利小溲为主”。诸药合用，共奏温中散寒、温肾扶脾、利湿止泻之功。此外，醋也有收敛固涩之功。中药敷脐具有祛风燥湿健脾、解除腹胀、调气血之效，从而达到促使胃肠功能恢复的目的。总之，香萸散敷脐治疗寒湿泄泻，安全、疗效好、使用方便，值得临床推广应用。

寒性泄泻　姜膏外敷

实寒性泄泻多指体质壮实，起病急，多有寒凉诱因可查，未见明显脾胃虚弱证的一类泄泻；虚寒性泄泻多有慢性泄泻史，起病或急或缓，病因可查或查不清，伴有程度不等的脾胃虚寒或脾肾阳虚之象，如泻下清稀、腹冷、舌淡、脉迟等表现。这些病例涉及西医的功能性腹泻、急性肠炎、非特异性溃疡性结肠炎及其他既往诊断不清的慢性腹泻。

【治法】鲜生姜80克，乌梅、花椒、黄柏、牵牛子各10克。后4味药烘干研粉，鲜生姜洗净捣烂，同药粉相合，调成膏状，即为姜膏（如生姜之量不足以调成膏状，可加少量冷开水）。将药膏摊在纱布上，外敷在神阙穴（肚脐）上，用胶布固定，2至3日后可换药1次。一般外敷1次可临床治愈。

治胃脘痛　服海金沙

近年来，临床采用单味海金沙治疗胃脘痛31例，取得满意疗效，现介绍如下。

【临床资料】研究所选取的31例为门诊病例均符合国家中医药管理局发布的《中医病证诊断疗效标准》中胃脘痛的诊断标准。男性18例，女性13例；年龄24～63岁，平均42.5岁。经胃镜检查27例中，慢性浅表性胃炎10例，慢性萎缩性胃炎2例，十二指肠溃疡5例，十二指肠球炎3例，复合性溃疡2例，慢性浅表性胃炎合十二指肠溃疡4例，胃癌1例；幽门螺杆菌阳性9例。临床表现除胃脘痛外，伴中上腹痞满、胀闷17例。

【治法】取海金沙适量，密封备用，每日2次或3次，每次取3～5克，温开水吞服，连续服用7日为1个疗程。

【疗效】共治疗31例，8例显效（胃脘痛及伴随症状消失），18例有效（胃脘痛减轻，发作次数减少，伴随症状好转），5例无效（胃脘痛无改善甚至加重），总有效率83.9%。

血小板少　花生衣治

临床预防性应用花生衣治疗化疗所致血小板减少症，取得较好效果，现介绍如下。

【治法】从化疗结束第1日起予口服花生衣水煎剂。取30克花生衣加入500毫升水中，煎至约150毫升，每日3次，每次服50毫升。

【体会】化疗引起血小板减少属于中医学“血证”“虚劳”范畴。化疗所引起的血小板减少症，既有血小板减少导致出血的表现，如紫癜、瘀斑、牙龈出血、鼻出血、消化道出血、颅内出血等“血证”表现；又有脾胃虚弱、肾精亏虚的“虚劳”证候特点，如面色萎黄、神疲乏力、头昏耳鸣、四肢酸软、食欲不振、舌淡苔白、脉沉细等脾虚肾亏的症状。花生的功效是调和脾胃，补血止血，降压，其中“补血止血”的作用主要是花生红衣的功效。花生衣能够补脾胃之气，具有健脾益肾、养血止血的作用。花生衣资源丰富易取，本属食材，用药安全，无明显毒性，较适合临床应用。

老年“糖友”　常饮药茶

老年糖尿病患者多表现为脾虚气弱，中医认为糖尿病是气阴两虚导致肾虚血瘀，故治疗以滋阴清热、益气生津，配合健脾补肾、活血化瘀为法。在常规治疗的基础上，用中药茶治疗效果良好，现介绍如下。

【治法】桑叶、生山楂、荷叶、绿茶各15克。便秘者，加入决明子、杭白菊各15克。血瘀者，加入玫瑰花、夏枯草各15克。沸水冲泡，每日1剂，分3次代茶饮用，30日为1个疗程。

【体会】本方以绿茶、桑叶、生山楂、荷叶为基础方，能起到清热解

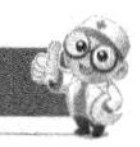

毒、降糖、抗氧化及增强微血管韧性的功效，对老年糖尿病患者的生活质量有明显改善效果，对老年糖尿病患者糖代谢指标的恢复也有积极的促进作用，为改善老年糖尿病患者群的生活质量提供有效途径。

“糖友”病变　韭根泡脚

临床对20例糖尿病神经病变的患者，采用韭菜根水泡脚的方法治疗，效果较好，现介绍如下。

【临床资料】20例均系糖尿病病程较长者，血糖值持续在10毫摩尔每升以上，甚至高达20～30毫摩尔每升，病程8～10年；其中1型糖尿病患者5例，2型糖尿病患者15例；足部均有针刺样疼痛感，或伴有烧灼感及麻胀感，严重影响工作与生活。

【治法】取韭菜根100克，洗净加水煮沸后冷却至37～38℃，将双脚浸泡于水面以下，并用手舀水至病变部位以上，早晚各1次，每次30分钟，一般当日即可见效，3～5日后疼痛明显减轻。

【体会】韭菜根中含硫化物及苷类、苦味质，可温中行气散瘀，故对糖尿病神经病变致疼痛难忍者，在控制饮食、运用降糖药物的同时，应用韭菜根水浸泡脚，可活血化瘀，减轻病痛，使患者感到舒适，从而提高生活质量。此类患者常有皮肤感觉迟钝，治疗时应注意药液温度不宜过高，以免烫伤。有局部感染者禁用本法治疗。

巧治哮喘　中药外敷

哮喘是一种发作性的痰鸣喘咳疾患。中医认为哮与喘是有分别的，哮与喘都以呼吸急促为特诊征，以痰为主因，习惯上通称哮喘。中医认为导致哮喘的主要原因是痰，痰有热痰与寒痰之分，因而证型也有热与寒之分。

1. 热型哮喘

【症状】呼吸急促，喉中哮鸣音。因热痰致病而见痰稠黄，胶黏，咳吐不利，烦躁不安，口渴，舌红、苔黄，脉数。

【治法】黄连、黄柏、黄芩、马兜铃、杏仁、桃仁各20克，糯米100

克。以上诸药研成粉，以蜂蜜调成稠膏，摊成10厘米×10厘米敷在前胸、后背。

2. 寒型哮喘

【**症状**】呼吸急促，喉中哮鸣音。因寒痰致病而见痰白而黏或稀薄多泡沫，口不渴，舌淡、苔白，脉弦滑。

【**治法**】白芥子30克，延胡索、麻黄各10克，麝香1.5克，生姜汁适量。上药除麝香外，其余混合研成细粉，以姜汁调和药粉成稠膏，再放麝香于内，取适量敷于大椎穴上（大椎穴位于第七颈椎与第一胸椎棘突之间）。

患慢支炎　中医巧治

慢性支气管炎在中医学中属“喘证”“咳嗽”范畴，在病机上主要反映为肺、脾、肾三脏虚损，以及它们的相互关系失衡，同时又因痰、火、瘀等因素的参与而愈加复杂。其基本病机为本虚标实。采取中医治疗慢性支气管炎，主要以调理为主，对患者的身体伤害较小，坚持治疗，会减少慢性支气管炎复发的可能。下面给大家介绍几种治疗方法。

1.佛鱼合剂

【**治法**】佛耳草、鱼腥草、车前草各15克，地龙、百部各6克。上药浓煎至50毫升，为1日量，分3次服，10日为1个疗程，连服3个疗程。

【**疗效**】第1疗程观察587例，显效占10.2%，总有效率为67.5%；第2疗程观察536例，显效占29.4%，总有效率为86.1%；第3疗程观察402例，显效占55.1%，总有效率为94.1%。

2.百部煎剂

【**治法**】百部20克。用水煎2次合并药液60毫升，每次服20毫升，每日3次。

【**疗效**】观察110例，临床控制36例，显效35例，好转25例，无效14例，总有效率为87.3%。

3.鱼腥草合剂

【**治法**】鱼腥草500克，枇杷叶250克，甘草流浸膏16毫升，薄荷水16毫升。将前2味药洗净切碎，连同余药以5000毫升水煎至1500毫升，装瓶备

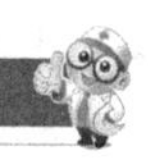

用。饭后加热开水冲服，每日3次，成人每次服用10毫升。

【疗效】观察227例，服药1次见效122例，占53.7%，2次见效5例，占2.2%，3次见效100例，占44.1%，总有效率为100%。

罹患痛风　中药泡脚

现代人由于饮食习惯不良，体内尿酸容易升高，诱发痛风。此类患者有逐渐年轻化趋势。中医认为，痛风属于“痹证”范畴，由于脾肾功能失调，脾失健运，致使湿浊内生；肾分清泌浊功能失调，则致湿浊排泄障碍。酗酒暴食、劳累过度则促使湿浊流注于关节、肌肉，造成气血运行不畅。

缓解痛风，中药泡脚有不错的疗效。现介绍如下。

【治法】当归、秦艽各15克，川芎、牛膝各20克，制乳香、制没药、大黄各10克，威灵仙30克，红花6克。将以上药物加水浸泡半小时后煎煮1小时，待药液温度下降至可耐受时泡脚。使用时边泡脚边按摩患处效果更好。

【体会】当归、川芎活血行气，散瘀；制乳香、制没药消肿生肌，活血止痛；牛膝补肝肾，强筋骨，活血祛瘀；威灵仙、秦艽祛风通络，止痛；大黄、红花活血化瘀。此方能有效缓解痛风疼痛，有一定溶解痛风石的作用。此外，痛风患者应控制体重，控制饮食，多吃蔬果，多喝水，不酗酒，常泡脚，养成良好的生活习惯，才能更好地预防痛风。

肝硬化腹水　中医有外治

腹水是乙肝肝硬化患者最常见的并发症之一，且大多为顽固性腹水，常规治疗方案不仅费用昂贵，且疗效欠佳。临床中医中药外敷治疗取得良好疗效，现介绍如下。

【治法】茴香5克，牵牛子、芒硝各10克。上药混匀研成细粉，外敷固定于神阙穴（肚脐），24小时后换药，每日1次，持续2周左右多数患者腹水减少，腹胀症状明显缓解。

【疗效】共治疗乙肝肝硬化顽固性腹水患者39例，有效率71%。

【体会】药物敷脐是中医学独具特色的外治法之一，早在春秋战国《五十二病方》即有关于肚脐贴药的记载；至清代，外治专家吴师机立“十臌取水膏”等，以外敷逐水，迄今仍然用于治疗顽固性肝硬化腹水。肝硬化患者因久病大多体质虚弱，中医中药虽在治疗肝硬化腹水方面有独到的疗效，但因逐水药物多过于峻猛，使患者往往不能长期耐受口服中药而中断治疗，影响疗效，而采用中药外敷则解决了该难题。

“糖友”出汗异常　中药敷脐治愈

【病案】患者梁某，男，56岁。空腹血糖值波动在4.1～9.3毫摩尔每升，餐后2小时血糖值波动在10～19毫摩尔每升，糖化血红蛋白在8.2%左右，血尿常规、电解质、甲状腺功能及血压基本正常。患者自述近8个月来，不明原因出现阵发性潮热、自汗现象，甚则汗如雨下，吃饭时、情绪激动时、醒后明显，尤以右侧肢体及颜面部明显，伴心胸烦热、手足心热、神疲心悸、口干及大便干燥等症状，双下肢皮肤干凉不明显，舌红、苔薄，脉弦数。肺部X射线检查排除结核病。中医诊断：自汗症，属阴虚火旺型。西医诊断：糖尿病出汗异常。

【方法】五倍子、山茱萸各6克，煅龙骨30克，桑叶20克。将上药混匀，研成细粉，用陈醋适量调成糊状，备用。每晚使用时，将肚脐部位洗净擦干，取适量药糊填入脐内，外用麝香追风膏固定，12～24小时换药1次。7日为1个疗程，连用2个疗程。使用1个疗程后，患者自觉出汗次数较前明显减少，连续巩固治疗3个疗程后，已获痊愈。随访半年，未见复发。

“冬病夏治”　防老寒腿

夏季预防老寒腿，在于抓住时机，膝部防寒保暖，并减少负重活动。中医认为，人体之阳气“生于春，长于夏，收于秋，藏于冬”，冬季阴气最为旺盛，阳气最弱，人体易被寒邪侵犯，一旦寒邪长时间不散就会导致内寒，进而诱发或加重关节疼痛。而夏季气温高，人体阳气充沛，经络通

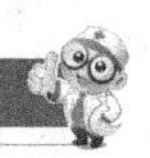

达，气血旺盛，此时治疗某些寒性疾病，能较大限度地祛风祛寒，强身健体，使疾病冬季不再复发。

【**治法**】生姜200克，米醋250克。加水1000毫升，煮沸15分钟后，熏洗患处，每日2次，用后的姜醋不要倒掉，第2日用时再加些生姜、醋、水，用过6次或7次再换新的。

山楂当归　巧治筋瘤

筋瘤类似于西医的下肢静脉曲张形成的筋脉团块。《外科正宗》中这样描述："筋瘤者，坚而色紫，累累青筋，盘曲甚者结若蚯蚓。"本病轻者采取药物治疗效果明显，临床用山楂配当归治疗筋瘤，取得满意疗效，介绍如下。

1. 内服方：

【**治法**】山楂15克，当归、鸡血藤、郁金、伸筋草、益母草各10克，甘草3克。加减：气短乏力者，加黄芪20克，党参15克；下肢冷者，加麻黄5克，干姜10克；舌有瘀点或瘀斑者，加丹参12克，红花10克；伴有疮疡者，加黄柏10克，薏苡仁30克。每日1剂，水煎分3次服，饭后温服。1周为1个疗程，连用4～6个疗程。

2. 外治方：

【**治法**】山楂、当归各30克，红花15克，乌梢蛇20克。加入500毫升酒精中浸泡1周，取液涂搽患病部位，每剂用1周。

【**病案**】患者任某，女，33岁。3年前，患者因怀孕久坐导致双下肢瘀肿，自认为是久坐导致，未进行诊疗。孩子出生后半年，双下肢逐渐出现条索状青筋，气候变化时加重，伴有乏力，双下肢酸软，遂来就诊。刻诊：体虚，双下肢小腿内侧出现蚯蚓样青筋，站立时明显，伴有食欲差，气短乏力，脘腹坠胀，动则气促等症状，舌淡、苔薄白，脉细数。中医诊断：筋瘤。辨证：中气不足，脉络不通。处方：山楂、党参各15克，当归、鸡血藤、郁金、伸筋草、木香各10克，益母草6克，黄芪20克，甘草3克。每日1剂，水煎服，分3次饭后温服。外治：山楂、当归各30克，红花15克，乌梢蛇20克，加入500毫升酒精中浸泡1周，取液涂搽患病部位，每剂用1周。嘱其穿弹力袜，少坐立，停止喂奶。服用7剂后，患者双下肢青筋减轻，食欲增加，前后加减治疗3周，诸症悉除，临床痊愈。嘱其常用弹力袜保护，随访2年，未见复发。

【体会】本案患者因妊娠食欲差，久坐劳伤，中气不足，脾气不舒，气血瘀滞，筋脉瘀阻，壅滞于下，发现过迟，形成筋瘤。当归具有补血活血等功效，山楂具有健脾通瘀等功效，配伍用于中气不足的筋瘤患者，疗效理想。《日用本草》中对山楂有“化食积，行结气，健胃宽膈，消血痞气块”的记载。《滇南本草》等也记载其具有“化血块，气块”功能。加上辨证加减，共奏良效。

中药泡脚　治冠心病

【方一】薤白、瓜蒌壳、法半夏、丹参各30克，白胡椒、细辛、乳香、没药、冰片各9克。上药加清水1500毫升，煎沸10分钟后，将药液倒入盆中，对准心前区熏蒸，待温度适宜时浸泡双脚30分钟。每日3次，10日为1个疗程。

【方二】五爪龙（又名五叶藤、赤葛）50克，党参18克，白术、茯苓、山楂各15克，法半夏、竹茹各10克，橘红、枳实各6克，甘草5克。上药水煎，去渣取液，与1500毫升沸水同倒入盆中，趁热熏蒸头面部、心胸部，待温度适宜时浸泡双脚。每日1次（秋冬季可每日2次），每次20～40分钟，10日为1个疗程。

【方三】生地30克，丹参25克，沙参、麦冬各20克，川芎、益母草各15克，五味子、桂枝各10克。上药水煎，去渣取液，与1500毫升沸水同倒入盆中，趁热熏蒸头面部、心胸部，待温度适宜时，浸泡双脚。每日2次或3次，每次40分钟，15日为1个疗程。

【方四】生龙骨、珍珠母各15克，茯苓、小麦、丹参各10克，石菖蒲、远志、桂枝、佛手各8克，炙甘草5克，大枣5枚。上药加水2000毫升，煎至1000毫升，倒入盆中，待温度适宜时浸泡双脚。每日2次或3次，每次30分钟，连续15日为1个疗程。

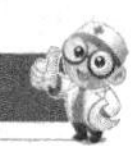

春季常见病　治疗有验方

1. 治失眠：鲜芹菜茎100克，酸枣仁10克。每日1剂，水煎分2次服。

2. 治口舌生疮：嫩香椿叶50克，洗净捣烂，用米醋调匀后服用。每日1剂，分2次服。

3. 治干咳：鲜草莓60克，冰糖30克。两者同放碗中，隔水蒸烂，每日分3次服。

4. 治慢性胃炎：糯米100克，大枣10枚。同煮稀饭，可以养胃、止痛，治疗胃虚型慢性胃炎。

5. 治慢性肠炎：鲜山药250克，大米80克。煮成稀稠合适的粥，将煮熟的3个蛋黄碾碎拌进粥中，不加油盐调料吃。早晚饭前各1次。

中医食疗　妙治郁证

郁证是由情志抑郁，气机郁滞所引起的疾病。应用中医食疗治疗郁证，疗效满意，现介绍如下。

【治法】猪小肠250克，藕节15克，枇杷叶、郁金、泽兰各10克。加减：兼有梅核气者，加法半夏、厚朴各10克；气虚乏力者，加黄芪、党参各10克；食后腹胀者，加山楂、麦芽各12克；肥胖痰多者，加法半夏、陈皮各10克；胸痛者，加瓜蒌壳、薤白各10克。水煎，分3次饮汤食猪小肠，每日1剂，3～5剂为1个疗程。

【病案】患者朱某，女，53岁。近1周来，因家事繁忙，心情不好，出现胸部闷塞不舒，夜寐不安，不思饮食等症状。诊见忧郁貌，听诊心肺正常，舌红、苔白，脉弦。胸部X射线及心电图检查未见明显异常。予本方中药炖猪小肠，每日服1剂，连服3剂后症状消失。随访1年未复发。

【体会】方中猪小肠受盛胃中水谷，主转清浊，清者输于各部；郁金行气解郁清心，为主药；辅以枇杷叶苦泄和胃降气；泽兰芳香微温辛散，活血破瘀，以舒肝脾之郁；藕节化瘀解郁；四味中药合用，解郁化瘀功用尤强，配以猪小肠补而不滞，破瘀而不伤正，诸郁遇之即除。

艾灸百会穴　妙治抑郁症

抑郁症是一种常见的心境障碍，以显著而持续的心境低落为主要特征。随着现代生活节奏的加快，竞争日趋激烈，抑郁症的发病率呈逐年上升趋势。抑郁症属于中医“郁证”范畴。临床采用艾灸百会穴治疗抑郁症，取得较好临床疗效，现介绍如下。

【治法】取百会穴，艾条悬灸，每次15～30分钟，以头顶部发热为准，每周5次。

【体会】中医认为抑郁症属于神志病的一种，治疗本病首先要调整脑神经功能。据此，临床上大多选择与调整脑神经功能密切相关的腧穴如百会、印堂等进行治疗，且报道有较好的临床疗效。百会穴为督脉经穴，其对于与脑有关的神志病有着良好的治疗作用。百会也是督脉与手足三阳经及足厥阴肝经之百会穴，位居头之巅顶，犹天之极星居北，为百脉聚会之处，灸之可调补中气，健脑宁神，是宁心调神之要穴。艾灸百会穴不仅可以调补中气，健脑宁神，还可以借灸火的温热刺激性温经扶阳，平衡脑内气血之逆乱，通调一身之阳气，调畅气机，从而达到改善抑郁症状的目的。

单味何首乌　治口水过多

临床用何首乌治疗口流涎过多患者20例，取得较好的治疗效果，现介绍如下。

【治法】制何首乌适量，研成细粉装瓶备用。每日1次或2次，每次5克，用温开水冲服。

【疗效】20例患者全部治愈，其中7例用药3日，5例用药2日，6例用药1日，2例用药7日。治愈率为100%。

【体会】脾开窍于口，主运化，喜燥恶湿。过食生冷，湿浊内盛，困伤脾胃，脾胃运化失调，则口流涎过多。何首乌味苦甘涩，性微温。《本草再新》记载其入脾、肺、肾三经。临床证实，用单味何首乌治疗口水过多，确实有效。

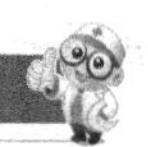

中药含漱　妙除口臭

临床采用含漱水煎中药治疗口臭，收到良好效果，现介绍如下。

【治法】沉香、丁香、藁本、升麻、细辛各5克。水煎取液，每日食后含于口中数分钟后吐掉，连用5～7日。一般2～3日后口臭减轻，4～7日可清除口臭。

【体会】沉香性温气香，以降气平逆为主，化脾胃湿浊，对脾胃气滞湿阻引起的口臭有效，适用于气滞者；丁香辛温，有特异芳香味，能温暖脾胃，降逆气，适用于虚寒之证；藁本气味香烈，燥湿升散，祛风散寒，胜湿止痛，对真菌感染有较强的治疗作用；升麻甘辛微寒，体质空松，轻浮升散，有轻清升透之特性，可升举脾胃清阳之气，又能解毒升阳，对真菌有抑菌作用；细辛辛温芳香，辛散风寒，温行水气，芳香通窜，能通彻表里，以祛内外之寒邪。以上中药，经浸泡后水煎去渣留液漱口，有除臭抗炎的功效，无明显不良反应，经济实用。

慢性结肠炎　服苓扁药糊

慢性结肠炎属中医学“泄泻”范畴，以脾胃虚弱、气血亏损为本，湿热瘀血内停为标，多因湿热恋肠而致久泻。治宜健脾益气，温中止泻。其主要症状有腹痛、腹泻、大便带黏液或脓血。病程漫长，病情轻重不一，常反复发作，患者痛苦不堪。采用茯苓扁豆山药糊治疗，获得较满意效果。

【治法】茯苓、白扁豆、山药各等分。诸药共研成细粉，放锅中焙炒成黄色，勿焦。混匀后每次取50克，每日分早、晚2次用沸水调成稀糊状，加糖空腹服。一般服药1～2 个月可获显效。

【体会】方中茯苓味甘、淡，性平，入心、脾、肾经，功能利水渗湿、健脾和中、宁心安神；白扁豆味甘、性平，入脾、胃经，气清香而不窜，性温和而色微黄，与脾性最合，有健脾和中、益气化湿、消暑之功效；山药味甘、性平，入肺、脾、肾经，不燥不腻，有健脾补肺、益肾固精之功效。诸药合用，共奏健脾去湿、和中止泻之功效。药症相符，疗效可靠。值得注意的是，治疗期间患者应忌食生冷、辛辣及硬性食物，注意劳逸结合，戒烟酒，避免精神刺激。

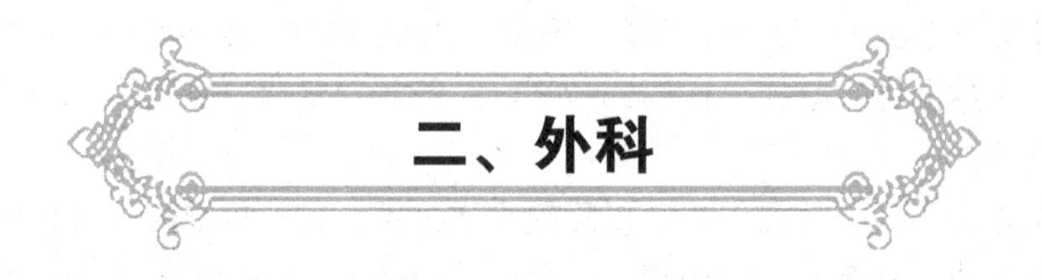

二、外科

末梢神经炎　内服又外洗

末梢神经炎是由多种原因引起的多发性末梢神经损害的总称。初期手足或四肢发麻，可伴有疼痛、乏力、感觉迟钝。轻者指（趾）端发麻，重者可延伸至整个手掌及足部、四肢甚至全身，受寒、劳累后症状加重。临床实践证明，采用内服加外洗的方法治疗末梢神经炎有很好的疗效，现介绍如下。

【治法】内服方：鸡血藤30克，黄芪20克，桂枝、白芍各10克，当归、桃仁、红花、川芎各6克，大枣5枚，生姜5片。每日1剂，水煎分3次服，7日为1个疗程。外洗方：黄柏、蛇床子、地肤子各9克，苦参、没药各6克。水煎沸5～10分钟，待温度适宜时擦洗因末梢神经炎引起的疼痛部位，可反复加温用4次或5次，每日1剂，每日擦洗3次或4次，7剂为1个疗程。一般1至2个疗程可治愈。

患颈椎病　四法外敷

颈椎病是困扰中老年人及伏案工作者的常见病之一。该病除按摩治疗有较好的疗效外，中药外治亦可收到较好的效果，按摩和中药外治配合，则疗效更佳。现介绍几种外治法。

1. 涂搽法：威灵仙、制川乌、制草乌、三七、姜黄、水蛭、樟脑各20

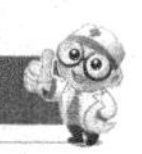

克，碾为粗粉，加75%酒精500毫升，浸泡1周即成。将药物涂搽颈椎部，每日3～5次，疗程为10～55日。

2. 敷贴法：干姜5克，制附子50克，蟾酥、麝香各1克。上药研成细粉，加食醋100毫升调成糊状，治疗时再随证加其他药品。偏寒，平素怕冷，舌淡、苔白，脉紧者，加肉桂3克；偏热，大便干硬，舌红、苔黄者，加珍珠母、雄黄各5克；偏湿，颈项僵硬，舌淡、苔白润，脉滑者，加苍术、滑石各10克；偏血虚，面色苍白，头晕眼花，舌淡白，脉细者，加赤芍、当归、生地、熟地各10克；偏肾气虚，常感腰膝酸软者，加党参、白术、巴戟天各10克。药物相兑调匀，外敷患处，每日1次或2次，每次保留1～3小时。

3.药枕法：桑寄生、当归、赤芍、党参、茯苓、肉桂各15克，独活、秦艽、防风各10克，细辛、川芎、牛膝、甘草各5克。研成粉装入布袋作枕头，睡觉时垫于患处。

4. 药包热敷法：威灵仙50克，樟树叶40克，五加皮、宣木瓜、苍术、乳香、没药、白芷、防己、羌活、当归、黄柏、花椒、香附各30克，红花20克，冰片3克。上药共研为细粉，加食盐100克，黄酒适量，调成糊状，装入2个棉布袋内，置锅内蒸10～20分钟。取出稍凉后，外敷患处，热度以能够承受为宜。两袋交替使用，每日早晚各1次，每次30～60分钟，药物可反复使用3次。

单味狗脊　治愈腰痛

腰痛为临床常见病症，临床应用狗脊治疗本病症，疗效满意，现介绍如下。

【治法】狗脊18克。先用冷水500毫升浸泡30分钟，然后加热至沸，改用微火煎30分钟，过滤取汁，药渣再加水500毫升，煎30分钟。2次所煎药汁混合，每日1剂分2次服。

【疗效】治疗60例腰痛，疗效较好。

【病案】患者吴某，男性，45岁。患者腰痛月余，遇寒加重，多方治疗效果不佳而来诊。诊见患者弯腰受限，疼痛显著，腰椎X射线片未见异常，舌淡、苔白，脉沉细。诊为寒湿腰痛，予狗脊18克，每日1剂，水煎分2次服，用药10日后腰痛消失而愈。

【体会】狗脊为多年生草本金毛狗脊的根茎，味苦甘、性温，入肝肾二经，主要功效为补肝肾、壮腰筋、祛风湿、利关节，能补能行，能除风寒湿邪，故对治疗寒湿腰痛尤为适宜。

中药外敷　治腰颈痛

临床采用中药外敷法治疗腰颈疼痛，取得较满意的效果，现介绍如下。

【临床资料】共治疗56例患者，其中男性34例，女性22例；年龄40～70岁；腰痛者39例，颈痛者17例。经X射线片或CT检查证实有腰椎颈椎病变者41例，仅有疼痛症状而无明显病变者15例。

【治法】白僵蚕、白芷各6克，全蝎3克，蜈蚣2条。共研成粉，用麝香祛风膏将药粉贴敷在疼痛部位，每3日换药1次，2周为1个疗程。

【疗效】治疗后临床症状消失，随访2年未复发为治愈；临床症状明显减轻为显效；临床症状无改善为无效。共56例患者，治愈49例，显效7例。

姜汁外敷　妙治烫伤

烫伤在生活中易发生。烫伤部位根据损伤程度分为Ⅰ～Ⅲ度。Ⅰ度：表皮红肿热痛为主；Ⅱ度：真皮层损害为主，表现为剧痛，有水泡，基底呈红色或苍白色；Ⅲ度：损伤皮肤全层至皮下组织、肌肉和骨骼。Ⅰ度或Ⅱ度小面积而浅表的烫伤可外用姜汁治疗。

【治法】将所需量生（老）姜洗净，捣烂取汁或连用碎渣，立刻轻轻外搽或外敷烫伤部位（在未起水泡时），干后反复数次，不沾水，连续用几天以后愈合，蜕皮后色素、疤痕浅。Ⅰ度或Ⅱ度小面积烫伤用后疼痛感觉很快消除，预防水泡，疗效好。

【体会】生姜有治百病之说，姜汁治烫伤是民间验方。姜汁能增强和加速血液循环，有排汗降温、解热镇痛、消肿抗炎作用。烫伤用姜汁后不

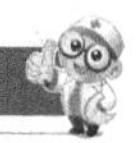

疼痛、不起水泡与其成分、作用有关。与多种外治疗法相比，姜汁治轻度烫伤安全、方便、快捷，止痛快，疗效好。

尿路结石　用猪鬃草

猪鬃草为铁线蕨科铁线蕨属植物铁线蕨的全草，又名石中珠、猪毛漆等。生于溪边阴湿处及老墙上，贵州及云南各地均有分布，味辛、苦、平，性凉，入肝肾二经，有清热祛风、利尿消肿之效，亦能活血化瘀，去瘀生新，诸书多载其治关节风痛，腰骨酸痛，跌打损伤，亦有书载治尿路结石者，如《贵阳民间中草药》《云南中草药选》等，但均仅提及用水煎服之，却未强调服用之量。

贵州名医石恩骏认为，本药治疗尿路结石有良效，然必加甜酒水煎服，始能借其辛甘之性味，促气化，利小便，行药势，方有效果。考虑到尿路结石亦常属阴寒凝结之物，皆是阳气所不到处积聚，若仅用水煎服，则几乎无效。可予本药干品20～50克（鲜品加倍），洗净后用水1500毫升浸泡1小时，煎半小时后加甜酒水150毫升，再煎数分钟即可。得药汁约1500毫升，为1日药量，分数次饮完。冬日因汗出较少，尿量自然较多，煎药如法得1000毫升，服之亦有相同效果。

此外，本品尚可治疗乳腺炎、乳汁不通及妇女血崩、产后瘀血，每用30克，仍需水与甜酒同煎。

鲜棕榈根　巧治淋证

临床根据民间疗法，以棕榈根为主药，治疗急慢性前列腺炎和前列腺增生症引起的淋证，疗效满意，现介绍如下。

【临床资料】全部病例均有会阴、睾丸坠胀痛等不适等症状，并有排尿不畅，排尿时尿道灼热感，尿道口有乳白色分泌物渗出。直肠指检可触及稍大而硬的前列腺，表面多不规则，偶见结节。

【治法】新鲜棕榈根150克，洗净后与瘦猪肉100克（洗净切片）加水煎煮，分2次饮汤食肉，每日1剂，连服5～7日。经上述治疗，全部患者的排尿不畅、尿道灼痛等淋证症状基本消失。

中成药加三七粉　治愈慢性尿道炎

临床应用知柏地黄丸合三七粉治疗慢性尿道炎45例，取得较满意的效果，现介绍如下。

【临床资料】本组45例患者均为男性，年龄22～48岁，平均年龄36岁；病程6个月～5年；16例为前列腺炎引起；临床表现：具有不同程度的排尿时尿道内不适、刺痛，有烧灼感或蚁行感，尿意不尽，不耐劳倦等症状。

【治法】全部患者均予知柏地黄丸及三七粉治疗。患者口服知柏地黄丸6克，三七粉3～5克，每日2次，早晚空腹时温开水送服。1个月为1个疗程。服用1个疗程未愈者可继续服药。经3个疗程治疗后评定疗效。观察期间不加用其他疗法及药物，忌饮酒及进食辛辣食物。

【疗效】疗效标准治愈：症状消失，排尿通畅，尿常规检查3次（每周1次）完全正常。显效：症状基本消失，尿常规检查基本正常。无效：治疗前后症状无明显改善。经治疗治愈38例，显效5例，无效2例，总有效率为96%。

【病案】患者黄某，男性，38岁。患者因性生活不洁，近1年来反复出现尿频、尿急、尿痛、排尿时尿道不适、尿意未尽等症状，劳累或饮酒后症状尤为明显。舌暗红、苔薄黄，脉弦。化验尿中脓细胞（+++）。经用多种抗生素治疗未见明显好转。予知柏地黄丸合三七粉口服1个疗程后症状明显减轻。坚持服药3个月后症状消失，尿常规正常。随访3年未复发。

中药内服加坐浴　妙治肛门瘙痒症

本症患者有不同程度的肛门瘙痒，局部表现为皮肤色素沉着或色素脱失，患处因瘙痒常搔抓而破溃糜烂，皮肤增厚呈苔藓样变。临床采用中药内服加坐浴治疗肛门瘙痒症疗效满意，现介绍如下。

【治法】内服方：荆芥穗、白僵蚕、防风、浮萍、甘草各6克，牛蒡

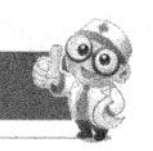

子5克，丹皮、生地、黄芩各8克，薄荷、蝉蜕各4克，金银花12克。每日1剂，水煎取药液400毫升，早晚分服。外用方：将上方药渣加水适量再煎，待温度适宜后每晚坐浴15分钟。10日为1个疗程，1个疗程结束后进行疗效观察。

【疗效】疗效标准治愈：症状消失，皮肤恢复正常。好转：症状及皮肤损害有所改善。无效：症状与体征无改善。治疗总有效率为93.3%。

痔疮水肿　中药熏洗

临床用中药熏洗治疗混合痔水肿，疗效颇为满意，现介绍如下。

【治法】苦参、蒲公英、金银花、黄芩、黄柏、大黄、山栀子各30克，芒硝（包煎）50克，冰片（后下）10克，当归、红花各15克，白芷20克。水煎取药液500毫升，熏洗患处20分钟，每日1次，1周为1个疗程。

【体会】诸药合用，以达清热解毒燥湿、活血消肿止痛之效。该方熏洗治疗混合痔水肿期辨证正确，且理、法、方、药、治则精准，具有良好的疗效。

桑木牛骨熏烤　治疗骨质增生

骨质增生为临床常见病，目前尚无特效方药治疗。临床用民间验方桑木牛骨熏治，取得较满意的效果，现介绍如下。

【治法】取牛骨数小块，置于桑木（桑柴）炭火上，待牛骨冒烟味浓时，用牛骨熏烤患处，烤至牛骨无烟无味时，再重复上法，每日1次，每次熏烤1～2小时，直至痊愈。熏烤后，局部会出现红肿，可将青风藤适量研成细粉，加白糖与食醋各等份，混合均匀，涂于患处。

【病案】患者马某，男，41岁。近日患者感足跟针刺样疼痛，且进行性加重，不能行走，X射线片示足跟骨质增生，经上法熏治10日后，症状消失而愈。

【体会】骨质增生多发生于中老年人，年逾40岁后，肾气虚衰，气血不足，复因风寒湿邪气侵袭，或长期伏案，或久于操劳，致邪气痹着于筋脉、关节，留而不去，阻滞血行，血行蹇涩而为瘀；湿气不化，郁而为痰。气血虚不能鼓邪外去，痰瘀胶着，久而痹阻骨骱，形成骨刺。方中牛骨甘、温，补肾、益精、祛湿、利关节。桑木利关节，养津液，得火而能拔引毒气，祛逐风寒，去腐生新。青风藤祛风湿肿胀及风水肿浮，佐以白糖、食醋可增强消红肿祛风寒湿诸痹之效。

单味淫羊藿　治骨质疏松

骨质疏松症是中老年患者常见的病症，以骨量减少、骨组织显微结构退化、骨脆性增加为病理特征，临床表现多疼痛，骨折危险性增大。临床治疗以补钙为主。应用单味中药淫羊藿辅助治疗骨质疏松症，疗效较好，介绍如下。

【治法】淫羊藿6克。水煎代茶饮。

【体会】中医学理论将骨质疏松症归纳于“骨痹”“骨痿”“骨枯”之范畴，属于本虚标实之证，其病位在肾，本虚以肾气、肾阴、肾阳虚衰为主，涉及肝、脾等脏器；标实多为气郁、血瘀。肾主骨，为先天之本，肾精亏虚则骨髓生化乏源，治以补肾益精、强筋健骨为法。淫羊藿又名仙灵脾，味辛、甘，性温，归肝、肾经，能补肾阳、强筋骨、祛风湿，是温肾壮骨的传统中药之一。应用单味中药淫羊藿辅助治疗骨质疏松症，有助于提高骨密度，并能有效缓解疼痛，具有良好的治疗效果。

芍药甘草汤　治肌肉拉伤

芍药甘草汤出自《伤寒论》，主治津液受损，阴血不足，筋脉失濡所致诸症，具有调和肝脾、缓急止痛等作用。临床用于治疗肌肉痉挛性疼痛效果良好。

【治法】白芍30克，甘草15克。每日1剂，水煎取汁300毫升，分早晚2次温服。

【病案】患者张某，男，30岁。初诊诉1周前运动训练时腹肌拉伤，小腹部疼痛，休息3日后好转。1日前做原地起跳训练时再次出现腹部疼痛，

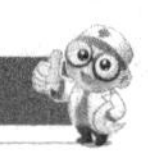

脐以下为主，小腹有压痛，阑尾点无压痛，无反跳痛。就诊于外科门诊，诊断为肌肉拉伤。外科建议休息及热敷治疗，为求速效，欲服中药治疗。查其舌淡红、苔薄白，脉弦紧。诸症合参，证属阴血亏虚、肝脾失调、瘀血阻络，治以缓急、止痛、滋阴、通络。用白芍30克，甘草15克，水煎早晚2次分服。患者服1剂后疼痛大减，服药第2日基本痊愈。

老人抽筋　灵筋汤治

中医认为，抽筋的原因有很多，比如寒冷刺激、过度疲劳、骨质疏松、身体缺钙等。老年人腿抽筋并非都是缺钙引起的，相当一部分老人发生腿抽筋是腿部血液循环不畅所致。中医有一简单药方对治疗老人腿部血行不畅有良效。

【治法】淫羊藿、伸筋草各6克，水煎后服用，每日1剂。

【体会】淫羊藿味辛、甘，性温，能补肾壮阳、祛风除湿；伸筋草味苦涩，性温，具有祛风散寒、除湿消肿、舒筋活络的作用。两药合用，能大大提升强筋健骨的效果。此外，现代研究表明，淫羊藿能增加心脑血管血流量、增强免疫力，可改善骨质疏松、四肢乏力、精力下降、记忆力减退等症状。

皮下瘀血　中药敷治

临床应用中药外敷法治疗软组织损伤致皮下瘀血36例，取得满意疗效，现介绍如下。

【治法】芒硝50克，大黄、黄连各20克。共研细粉，根据患处具体情况取药粉适量，用白酒调为糊状，装入纱布袋中，摊平（药厚度为0.5厘米），置于患处，其上置毛巾，再用热水袋保温0.5～1小时，每日1次或2次，每个药袋可用2日，应随时洒入白酒保持湿润，以维持药效。

【体会】芒硝性寒降泄，能除火燥。其所含的钙盐可降低毛细血管的通透性，减少炎性渗出。大黄不仅有清热、解毒、消肿作用，还有较好的活血祛瘀作用，无论新瘀宿瘀皆可应用，所含鞣酸对患处有收敛作用。黄连具有泻火、解毒、燥湿的功效，其主要成分为小檗碱，具有广谱抗菌抗病毒作用，又可加强白细胞吞噬功能，提高机体抗病能力。用酒精调配药糊，因酒精对局部血管有扩张作用，可改善局部血液循环，有利于炎症消散或出血的吸收。中药外敷法治疗软组织损伤致皮下瘀血效果显著，治疗简便，值得临床推广应用。

治足趾肿痛　用中药外洗

【病案】患者李某，男，71岁。初诊患者述其1个月前无明显诱因下，双足趾自觉发热疼痛，行走活动受限，痛甚时夜不能寐，需服止痛药方能入睡几小时。在社区服务站治疗多次，效不显著。查见患处肤色发红略肿，无抓痕、渗出、鳞屑，肤温触之灼手，详询发病前两月饮酒食辛辣之物较多。心肺影像学检查、化验血脂组合、血流变、血常规均正常。口苦，二便正常，舌红、苔黄，脉数。辨属火热之邪下注，蕴于足趾部所发。治宜清热泻火消肿。

【方法】黄柏、山栀子、丹皮、白薇、忍冬藤、蒲公英、紫花地丁、连翘、延胡索各30克，水煎适量，待温度适宜后浸泡患处，每日3次，每次20分钟，3日1剂。二诊：用药4剂后双足趾部肤色由红转淡，灼热疼痛明显减轻，行走轻松，晚间能安眠。上方略做调整，继用3剂后诸症消失，行走如常。

【体会】本案足趾疼痛，辨属火热下注蕴结未得清解所致。中药外洗为较好的疗法，其中黄柏、山栀子、丹皮、白薇清火祛热；忍冬藤、蒲公英、紫花地丁、连翘消肿解毒；延胡索止痛。诸药合用，相得益彰，直至病所，发挥效用，而收佳效。

服用丹皮茶　可治足跟痛

足跟痛属于西医中的骨质增生，是一种随着年龄增长而常见的症状。临床用单味丹皮治疗有较好效果。

【治法】丹皮30克。每日1剂，水煎分3次服，服7剂。

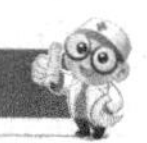

【病案】患者杜某，52岁。患者诉右足底疼痛，X射线检查提示骨刺。疼痛以夜间为甚，影响睡眠，白昼行走足痛甚，影响生活。舌嫩红、苔黄腻，脉细弦。药后足底痛减大半，夜间痛微不影响睡眠，白昼足可着地，行走亦不甚疼痛。再予14剂，以资巩固。

【体会】中医认为骨刺属“骨痹”范畴，其发生与“虚”“邪”“瘀”密切相关。肝肾亏虚为发病基础，风寒湿邪侵袭及跌扑扭伤为发病诱因，血瘀是其病变过程中的病理产物。服用本方能清热凉血、活血化瘀。注意：体质虚寒者忌用本方。

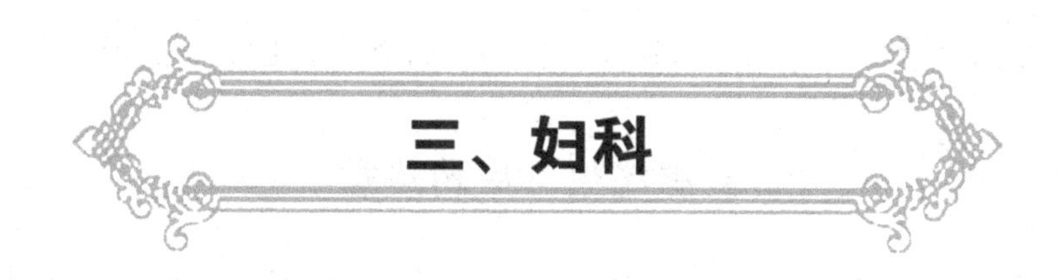

三、妇科

乳腺增生　药茶巧治

乳腺增生是女性最常见的乳房疾病，既非炎症，也非肿瘤，常发生于30～50岁的妇女，一般的乳腺增生不会发生癌变，轻微的乳腺增生，到一定的年龄以后，不治疗也可能会自己消退。如果是乳腺增生加重，引起乳房胀痛等不适的症状，或触摸有结节感，就需要进行一些治疗。乳腺增生原因很多，主要与情绪、饮食、工作环境等有关，尤其是情绪紧张，生闷气，心情不畅极易导致乳腺增生，饮食方面如吃辛辣油腻的食品，大鱼大肉，对乳腺有一定的刺激作用，也可导致乳腺增生。中医认为，肝肾二经与乳房关系最密切，其次是冲任二脉。乳腺增生常见类型多分为两种：肝郁气滞型、冲任失调型。治以疏肝理气、化痰软坚、活血化瘀。日常可以饮用有此功效的中药茶进行调治。

1. 橘核橘络茶：橘核15克（压碎），橘络1～3克。每日用沸水泡茶饮，连续7日，可以大大缓解甚至消除乳腺增生。如患乳腺增生的女性在经期前伴有乳房疼痛或有乳房良性肿块，可在橘络茶中加郁金3克，连喝1周或数周，疼痛就会减轻甚至消失。

2. 金橘叶茶：将金橘叶（干品）30克洗净，晾干后切碎，放入砂锅，加水浸泡片刻，煎煮15分钟，滤渣取汁。可代茶饮，或当饮料，早晚分服。

3. 山楂橘饼茶：山楂10克，橘饼7枚。沸水泡之，待茶泡好时，再加入蜂蜜1匙或2匙，即可饮用。

4. 天合红枣茶：天冬15克，合欢花8克，红枣5枚。用沸水冲泡，泡好加蜂蜜少许即可饮用。

5. 侧柏叶野菊茶：侧柏叶15克，橘核、野菊花各12克。煎汤饮用。

乳腺增生　中药热敷

乳腺增生是女性的常见病和多发病，主要表现为乳房包块和乳房疼痛。临床采用中药热敷治疗乳腺增生，取得了良好疗效，现介绍如下。

【治法】桂枝、香附、延胡索、陈皮、白芍、川芎、当归、瓜蒌、浙贝母各50克。将以上中药研成细粉，分为4份，分别装入25厘米×25厘米大小的透水无纺布袋中，先取2袋用水浸泡10分钟，按压至不滴水后，放入微波炉中高火加热3分钟，冷却至皮肤能耐受的温度，置于患侧乳房上，每次10分钟，然后换另外2袋，共治疗40分钟。每日治疗2次。连续治疗14日为1个疗程。

【体会】中药热敷局部可使毛细血管扩张，改善局部血液循环，促使药包内中药渗透到病变局部，能迅速有效地改善局部微循环，加速新陈代谢，达到温经通络、调和气血的目的。方中桂枝温通经脉，香附、延胡索、陈皮、白芍、川芎、当归行气活血止痛，瓜蒌、浙贝母化痰散结、活血祛瘀。诸药合用，对治疗乳腺增生症效果明显。

盆腔病后遗症　隔药灸脐效佳

盆腔炎性疾病后遗症是盆腔炎性疾病的遗留病变，常常诱发不孕症、

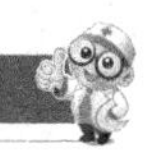

异位妊娠、慢性盆腔痛等并发症，是妇科临床中较棘手的问题之一，严重影响育龄妇女的健康。临床采用隔药灸脐法能明显改善盆腔炎性疾病后遗症，现介绍如下。

【治法】苍术、车前子各15克，黄柏、苦参、百部、酒大黄、桃仁、皂角刺各10克。诸药研成细粉。取适量药粉填满脐孔，将艾炷点燃置于药粉上，施灸30分钟。施灸结束后，用医用脱敏胶布固封药粉留置脐中24小时。期间忌洗浴，每周治疗1次，疗程为2个月，经期停止治疗，经净继续治疗。

【体会】盆腔炎性疾病后遗症当属中医学中“腹痛”“腰痛”“带下病”“无子”等疾病的范畴。目前对于该病尚无疗效显著的治疗方法。中医认为，该病以湿热瘀结为关键病机，治疗以清热利湿、活血祛瘀为主要治则。隔药灸脐法能扶正祛邪、调和气血，气血通畅则不痛，湿邪祛除则病症改善。

药盐热敷　治盆腔炎

慢性盆腔炎是指女性内生殖器及其周围结缔组织、盆腔腹膜发生的慢性炎性反应。近年中药治疗盆腔炎应用比较广泛，并且有中药外敷、坐浴等治疗方法，但是药盐热敷在临床应用中更加方便，易于操作，效果明显，现介绍如下。

【治法】艾叶、花椒、小茴香、桂枝各50克。上药共研成细粉装入药袋中备用。另取粗盐1000克，将粗盐放入锅中炒热，装入另一药袋中（注意：盐不可过热，以免烧毁药袋）。中药袋先放在小腹下缘近耻骨联合处，热盐袋放在中药袋上，敷30～40分钟，早晚各 1 次。

【体会】该病属中医“带下病”“热入血室”“症瘕”“不孕”“痛经”等范畴，因此治疗以温阳化湿、活血祛瘀、温通经脉为主。中药盐袋热敷可以加快盆腔内血液循环，促进细胞新陈代谢，改善炎性渗出。中药盐袋热敷配合抗生素治疗慢性盆腔炎较单纯抗生素治疗显效更快，疗程更短，可较快速地明显改善下腹疼痛、腰骶部酸胀疼痛等症状，减少诊疗费用，缩短治疗周期。

穴位巧贴敷　治妊娠恶阻

临床应用穴位贴敷治疗妊娠恶阻，疗效满意，现介绍如下。

【治法】姜半夏20克，丁香、陈皮各30克。诸药研成细粉。另取鲜姜30克（捣碎）煮汁，再与药粉调成糊状，取适量敷于内关、中脘、神阙、足三里穴，间断按压加强穴位刺激，每次贴敷穴位 4 ～ 6 小时。如患者出现局部皮肤潮红或起皮疹等皮肤过敏现象，则立即停止穴位贴敷治疗。

【体会】中医称妊娠呕吐为“恶阻”或“阻病”，认为是受孕后聚血养胎，致使孕妇机体处于阴血偏虚、阳气偏亢的一种生理状态，其病因是胎儿影响了孕妇气机升降。在治疗上多以辨病治疗，或将其分为脾胃虚弱、肝脾不和等类型加以辨证治疗。临床中患者因呕吐剧烈，不能闻异味；而中药的味道，很多患者闻之即吐，不易接受中药汤剂。依据中医理论及人体穴位治疗理论，辨证选取具有调理脾胃及冲任功能的穴位，在药物治疗基础上，配合穴位贴敷治疗，充分发挥中医特色，丰富本病治疗方法。经过近两年的临床观察及总结，疗效显著，无不良反应，与单纯药物治疗相比，疗效更佳，疗程缩短，值得临床推广应用。

经前期失眠　中药敷脐治

经前期失眠症属于中医妇科“月经前后诸症”的范畴，往往伴有焦虑等异常情绪和腹部不适症状，严重影响患者的生活和身心健康。根据中医药的辨证施治原则，用中药处方敷脐治疗本病，取得良好疗效，现介绍如下。

【治法】石菖蒲、远志各20克，丹参12克，三七10克，红花8克，香附6克。以上药物共同研成细粉，用40度白酒调成稠膏状，填满肚脐，外用胶布固定。于月经前1周开始治疗，每晚换药1次，连续10日为1个治疗周期，3个月为1个疗程。

【体会】经前期失眠症是伴随月经周期而发作的疾病，主要病变部位在冲任二脉，冲任二脉起于胞中，下出于会阴，冲脉沿腹部两侧，上达咽喉；任脉沿腹内正中线上行，过脐部关元穴上达咽喉，冲任二脉均与肾

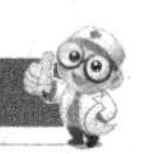

经相并。病因是患者素体有瘀，在月经来潮前，血海满盈，冲任血脉之气旺盛，扰动肾火，上扰心神，心神不宁则不寐。本病多发生在青年早、中期，此期青年人生理发育较快，学习任务较重，心理需要和社会迅速发展需要不适应，心境不悦，情志郁结，扰动冲任二脉之气而致。用三七、丹参、石菖蒲、远志、红花、香附达活血化瘀之功，借白酒通经之力，外敷脐部直接宣泄冲任血脉之盛气，使冲任协调，水火相济，神安则寐。

霉菌阴道炎　用中药熏洗

临床用中药熏洗治疗霉菌性阴道炎，收效甚好，现介绍如下。

【治法】苦参、白鲜皮各30克，黄柏、败酱草、蛇床子、马齿苋、地肤子各15克，百部、甘草各10克。水煎20分钟，共煎2次，合并药液，待温度适宜，用以熏洗外阴。每日1次，每次熏洗30分钟，10日为1个疗程。

【体会】霉菌性阴道炎多发于已婚妇女，是由白色念珠菌感染引起的外生殖器皮肤和黏膜的急性或慢性真菌病。当某些因素使机体免疫功能下降或局部环境发生改变时，念珠菌加速生长而产生症状。中医认为本病与湿热、虫邪有关，故用清热燥湿、杀虫止痒中药熏洗，可收到很好的效果。

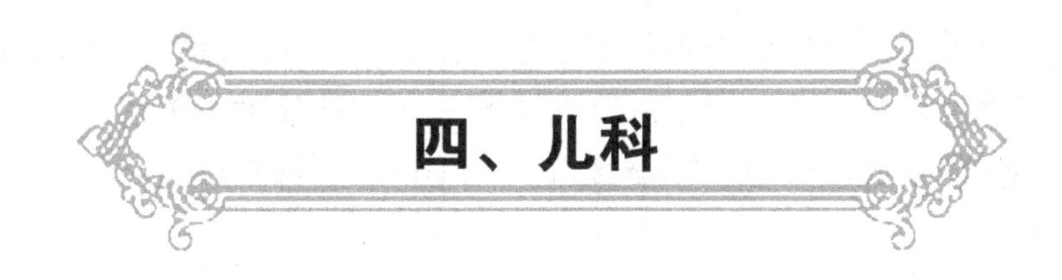

四、儿科

儿童病毒肠炎　中医治疗有方

轮状病毒感染性腹泻是儿科门诊的常见病、多发病。临床用山药薏苡仁粳米粥治疗轮状病毒肠炎疗效较好，介绍如下。

【治法】6个月至1岁患儿，每日用山药5克，薏苡仁10克，粳米25克，加适量清水煮粥服用。每日进食母乳或奶粉2次或3次。1～3岁患儿，每日用山药10克，薏苡仁20克，粳米50克，加适量清水煮粥服用。所需水量以苹果煮水代之。

【体会】轮状病毒性肠炎属中医“泄泻”范畴，中医辨证多为本虚标实，虚者脾之不足也，实者乃湿也。山药薏苡仁粳米粥治疗轻、中度轮状病毒肠炎疗效较好。除了药膳治疗，治疗期间所饮之水要求以苹果煮水代饮，因为苹果中除含丰富的微量元素外，煮熟5分钟后还可释放出果胶和鞣酸，具有吸附和止泻作用。

反复呼吸道感染　中药香袋能预防

中医外治法预防小儿反复呼吸道感染有独特优势，香佩疗法是典型代表，患儿佩戴中药香袋于天突穴，操作简单，无痛苦，患儿依从性好，能够预防临床常见的肺脾气虚型反复呼吸道感染，疗效可靠，值得推荐。现介绍如下。

【临床资料】共治疗192例。男117例，女75例，平均年龄4.70±1.0岁。纳入标准：小儿反复呼吸道感染中医辨证属肺脾气虚证者，临床症见：患儿反复感冒，且具有面黄少华，食少纳呆，倦怠乏力，动则易汗，大便溏薄，舌淡，脉细无力等气虚证候。排除标准：①对香袋内药物成分过敏或可能过敏者；②严重心肝肾功能不全或有其他重大脏器疾病者；③长期使用药物致医源性免疫功能减退者；④正在进行本研究之外的其他治疗方案者。

【治法】苍术、肉桂、黄芩、山柰、冰片各等份，混匀研粉，制成每只装6克中药粉的香袋，佩戴于天突穴上，每7日更换1次，连用2个月。佩戴期间配合服用玉屏风散颗粒剂（药店有售）。

【体会】小儿反复呼吸道感染不是一个独立的疾病，而是一个临床现象，若上、下呼吸道感染在一段时间内反复发生、经久不愈，容易诱发哮喘、心肌炎、肾炎等多系统疾病。中药散香袋内中药具有芳香辟邪作用，再辅以玉屏风散补肺固表、益气健脾，祛邪与扶正兼顾，故能预防小儿反

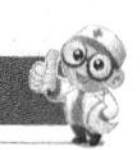

复呼吸道感染。

小儿风寒泻　中药敷脐治

风寒泻的患儿，临床表现为大便每日4次到10次不等，色黄质稀，水样，臭气不甚，大便镜检无明显异常。临床用中药脐部贴敷治疗，效果显著，现介绍如下。

【治法】肉桂、炒白芥子、公丁香、花椒、砂仁、干姜各等份，将以上药物均磨成细粉，用塑料袋装好，并存放于阴凉干燥处予以备用。对患儿脐部予以清洁处理，待干后，取药粉2克，将其放置于患儿的神阙穴（肚脐）上，并用规格为4厘米×4厘米大小的胶布贴于神阙穴上，目的在于封住药粉，保留24小时。需要注意的是，敷贴时间以患儿皮肤的实际耐受性作为依据，保持局部干燥；每日1次，使用3日停用1日为1个疗程，连续使用2个疗程。

【体会】小儿泄泻是儿科的常见病和多发病之一，中医认为小儿易感受外邪，风寒客于脾胃，寒凝气滞，中阳被困，运化失职，故大便清稀，风寒郁阻，气机不畅，故肠鸣腹痛。方中肉桂益气补肾、温中止泻、散寒止痛；炒白芥子利气散结、通络止痛；公丁香温中降逆、散寒止痛、温肾助阳；花椒温中止痛；砂仁燥湿醒脾、行气宽中；干姜温中散寒，回阳通脉。在常规治疗基础上加用中药脐部贴敷，能加强治疗效果，缩短泄泻患儿的病程，且此疗法安全性高，操作简单，患儿和家属易接受。

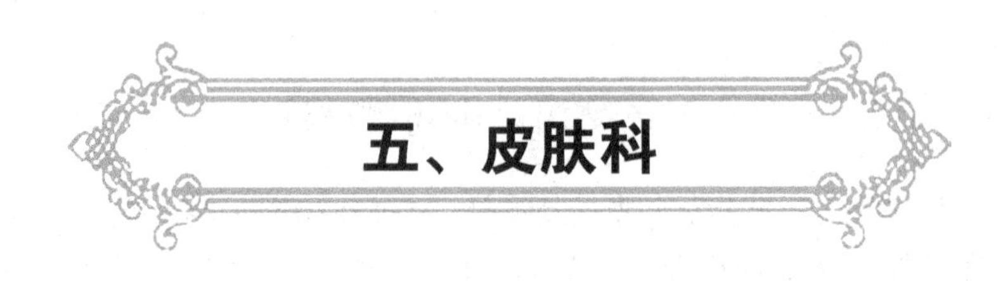

五、皮肤科

烂腿湿疮　中药涂擦

瘀积性皮炎属中医“老烂腿”“湿疮”“臁疮”范畴，是由于下肢静脉曲张引起的小腿湿疹样表现，故也称静脉曲张性湿疹，是静脉曲张综合征中一种常见的皮肤损害。该病好发于小腿下1/3至下2/3区域，临床表现为皮肤肥厚及色素沉着，湿疹、渗出、糜烂多反复发作，给患者的工作生活带来极大不便。临床采用中药涂擦治疗本病，取得了满意的疗效，现介绍如下。

【治法】大黄、刘寄奴、当归、苦参、黄柏各30克，全蝎、白鲜皮各35克，芒硝45克，冰片15克。诸药研成细粉，取适量凡士林，与中药粉调成药膏。每日早晚各1次外涂于患处，涂抹后轻揉患处以利吸收。连续治疗7日为1个疗程。

【体会】中医认为瘀积性皮炎的发生与皮肤的湿热瘀积关系密切，湿热与瘀血相互搏结，热盛肉腐，而生此病。治疗上多采用清热祛湿活血的方法，在临床上取得了较好的疗效。该方由大黄、刘寄奴、当归、苦参、黄柏、全蝎、冰片、白鲜皮、芒硝等组成，共奏清热祛湿活血之功。本方副作用少，给药方便，能减轻患者因病患带来的肿胀及瘙痒等不适，并且易于取材，操作简便，治疗效果满意。

中药浸泡　治手足癣

角化过度型手足癣是常见皮肤病，以角化过度、鱼鳞状皮疹、皮肤皲

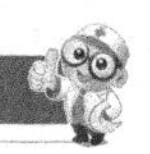

裂疼痛等为主要表现。临床用中药外治取得较好疗效，现介绍如下。

【临床资料】共49例患者，其中男31例，女18 例；年龄21～64岁，发病时间1～15年。

【治法】白花蛇舌草30克，侧柏叶、大青叶、板蓝根、野菊花、薏苡仁各20克，冰片3克。水煎取药液，浸泡患处15分钟。每日1次，治疗4周。

【疗效】真菌消除，无自觉症状为好转；轻度瘙痒为有效；症状无明显改善为无效。共治疗49例，好转30例，有效18，无效1例，总有效率97.96%。

足癣感染　敷苦丁茶

足癣合并非真菌性细菌感染（以下简称“足癣并发感染”）常表现为足趾蹼间或足底皮肤瘙痒、红斑、丘疹、脱屑、水泡，常因细菌感染而红肿、疼痛、糜烂、渗出，从而降低生活质量。本病主要经接触传染，每因患者忽视而缺乏及时诊治护理，致使本病复发。近年来，运用苦丁茶煎剂熏洗湿敷治疗足癣并发感染，取得较好的疗效，现介绍如下。

【治法】苦丁茶20克，糯米100克。加水2000毫升，煎煮沸腾5分钟后取出置熏洗桶中备用。待药液温度降至60℃，熏蒸患足；待药液温度降至40℃左右将患足浸于药液中，至药液变凉。让浴足自然晾干，继续予苦丁茶药液纱布湿敷，敷料常用4～6层纱布，以不滴水为度，湿敷20～30分钟。每日1次，7日为1个疗程，连续2至3个疗程。

【体会】足癣并发感染是体表真菌病中较常见的并发症，以溶血性链球菌感染多见，属中医“臭田螺”病范畴。该病属湿热之证，故治以清热解毒燥湿、杀虫止痒为法。苦丁茶与糯米合用煎水，取苦丁茶味苦性大寒，苦降可对应感染红肿热痛之热证，“热”者寒之；糯米则起引经作用，其性温和缓，引药入里，有助力君药之功。苦丁茶大寒对热证尤为适宜，但寒性收引，极寒药易闭塞毛窍，致药性不易入里起效，合用糯米煎水浸泡，一则糯米温开引苦丁茶入内，二则糯米味甘性温和缓苦丁茶极寒之性，使整体药性不至于太过偏寒，致清热燥湿效应和缓持续，由此获取良效。苦丁茶水煎煮熏洗浸泡疗法，借助药力和热力疏通局部乃至全身腠理、开阖毛窍，使中药直接作用于真菌感染皮损处，药物充分被吸收，达到清热止痛、利湿消肿、杀虫止痒、祛瘀生新之功效。

患手足癣　烤疗巧治

手足癣是手足部皮肤被霉菌感染引起的一种传染性皮肤病，中医学称生于足部的为“脚气”“脚湿气”；生于手部的为“鹅掌风”。其症状为手足发生群集或分散的小水泡，糜烂、脱皮，自觉奇痒难忍。如处理不当，易继发细菌感染，如小腿丹毒、蜂窝组织炎、淋巴管炎等。临床医疗实践中，应用烤疗治疗手足癣百余例，屡用屡验，一般1～2周即可治愈，现介绍如下。

【治法】95%酒精200毫升，加入樟脑粉15克，溶化，以棉球蘸之置于一酒盅内，点燃后对准患处烤。棉球燃尽再取再点燃。距离以患者能耐受为度，每次10～15分钟，早晚各烤疗1次。若烤时瘙痒加重，愈痒愈烤，是药已中病，应坚持直至痊愈。

【体会】樟脑有除湿杀菌止痒之功，其入酒精内溶解点燃烤疗，可使药力直达病所，故对于足癣（特别是水疱型）疗效颇佳。

银屑病瘙痒　中药湿敷治

寻常型银屑病瘙痒在皮肤科较为常见，临床用金银花散湿敷治疗，效果良好，现介绍如下。

【治法】金银花、地肤子、龙胆草各等量。诸药共研细粉备用。使用时每次取药粉30克，以1∶100的比例，用沸水将其充分溶解，待其降温至40～45℃后，取4层纱布趁热浸湿，置于患者皮损处。每日1次，每次30分钟。连续治疗14日为1个疗程。

【体会】复方金银花散的主要成分为金银花、地肤子、龙胆草，意在清热解毒，祛风止痒。金银花具有清热解毒、疏散风热之功效，地肤子可利尿通淋，清热利湿止痒，龙胆草可清热燥湿，泻肝胆火，诸药合用，对银屑病瘙痒治疗效果好。

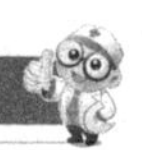

去除头皮屑　中医有四方

1.桑白皮煎液：桑白皮50～100克，煎药液2500毫升洗头，每周1次，有去头皮屑和防脱发作用。

2.皂角液：皂角50～100克捣碎，加水500～1000毫升煎煮。先以温热水洗去头上灰尘、油脂，再以皂角液洗2遍，然后以清水冲洗干净，每周2次，连洗数周，头皮屑可消失。

3.菊花叶煎汁：菊花叶40片，清洗干净后放入锅中，加入适量的清水煎煮，煮成绿色的汁液后，放凉，然后放入瓶中保存。使用时，直接用汁液来清洗、按摩头皮即可。菊花叶中含有特殊的精油成分，用菊花叶煮成的汁液来清洗头发，可以有效抑制头皮屑的生长。

4.透骨草或桑枝煎汁：透骨草100克或桑枝50克，加水2000毫升，浓煎取汁，倒入脸盆中。待药汁稍凉后，用毛巾蘸药汁洗头部，20分钟后用清水冲净，每日洗2次，1周左右即可见效。

敷中药面膜　巧治黄褐斑

【临床资料】共治疗41例患者，均为门诊女性患者，根据黄褐斑临床诊断标准确诊。皮损分型：蝶形型19例，面上部型12例，面下部型6例，泛发型4例。年龄26～52岁，病程4个月至8年。

【治法】石膏300克，白芷、白蔹、白及、薄荷各100克，红花、细辛、珍珠粉各30克。上药混匀共研细粉，患者洁面后取十分之一药粉加维生素C 0.5克，维生素E 0.2克，热水调匀，均匀敷于面部，30分钟后除去，每3日1次，治疗60日，观察疗效。

【治疗效果】疗效标准治愈：肉眼视色斑面积消退大于90%，颜色基本消失，下降指数大于等于0.8。显效：肉眼视色斑面积消退大于60%，颜色明显变淡，下降指数大于等于0.5。好转：肉眼视色斑面积消退大于30%，颜色变淡，下降指数大于等于0.3。无效：肉眼视色斑面积消退小于30%，颜色变化不明显，下降指数小于等于0。评分法计算治疗下降指数=（治疗前总积分-治疗后总积分）/治疗前总积分。结果：基本治愈17例，显效20例，好转3例，无效1例，总有效率为97.6%。

【体会】本方白芷活性成分白芷素，扩张血管使面部血行通畅，皮肤红润；红花抗氧化和增强免疫力，活血化瘀可改善微循环；珍珠粉降低血中脂质过氧化物，提高超氧化物歧化酶活力；细辛成分甲基丁香酚能有效促使药物经皮吸收；薄荷外用有清凉、止痛、止痒作用。本中药面膜联合维生素C和维生素E使用，治疗黄褐斑取得显著的疗效，值得临床推广。

皮肤除皱　美容有方

皱纹的出现代表着衰老，几乎每个女人都不希望自己的脸上出现皱纹，那么该怎样去除皱纹呢？这是大多数人的疑问，下面给大家介绍几种去除皱纹的方法。

1. 橘子除皱方：将橘子连皮捣烂，浸入医用酒精，加入适量蜂蜜，放1周后取出外用，有润滑皮肤及去除皱纹的功效。

2. 栗子蜂蜜除皱方：把栗子捣成泥，以蜂蜜调匀涂面，能使皮肤光洁，皱纹舒展。

3. 丝瓜去皱方：将丝瓜汁混合酒精及蜂蜜，把汁液涂在脸上，待干后再用清水洗净。

4. 鸡骨熬汤去皱方：对皮肤有重要作用的硫酸软骨素在鸡皮及软骨中含量比较多。吃鸡肉时，把剩下的鸡骨头熬成汤，鸡皮最好加在一起熬，营养丰富。常喝这种汤能消除皱纹，使肌肤细腻。

5. 饭团去皱方：煮熟的米饭，挑比较软的，趁热（但不要过烫）揉成团，放在面部揉搓直到揉成油腻污黑状，可去除皮肤毛孔内的油脂、污物，然后用清水洗净，常用可使皮肤呼吸通畅，皱纹减少。

6. 喝茶去皱方：茶叶含有茶多酚类、茶素（咖啡因）、芳香类化合物、碳水化合物、蛋白质、多种氨基酸、维生素、矿物质及果胶等，是天然的健美饮料。常饮茶能保持皮肤光洁白嫩，推迟面部皱纹的出现和减少皱纹，还可防治多种皮肤病。

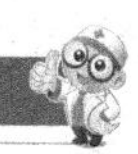

中药敷脐　治皮肤病

药物敷脐治疗皮肤病，属于中医的外治法范畴。肚脐在中医经络学中命名为“神阙穴”，系任脉上的一个重要穴位。脐为先天之命蒂，后天之气舍，是人体经气之汇、五脏六腑的根本。敷脐治疗皮肤病的作用机制，在于增强机体的非特异性免疫力，调节免疫功能和内分泌功能，降低机体的过敏反应，增强网状内皮系统功能，激发机体调节作用，使某些抗体生成。敷脐治疗与内治一样，需辨证论治，才能对症用药。常用药方如下。

1. 治疗一般荨麻疹：常选用生地、土茯苓、牛蒡子、白鲜皮、金银花、薄荷、荆芥、白蒺藜各10克，混匀研成粉，用芝麻油调成糊状。

2. 治疗寒性荨麻疹：常选用五倍子、地肤子、硫黄、肉桂、木香、露蜂房、白芷、麻黄各10克，混匀研成粉，用黄酒调成糊状。

3. 治疗老年性皮肤瘙痒症：常选用红花、桃仁、杏仁、山栀子、荆芥、地肤子各10克，混匀研成粉，用蜜调成膏状。

4. 治疗湿疹：常选用苦参、黄连、黄柏、荆芥、防风、马齿苋、金银花、地骨皮、白矾各10克，混匀研成粉，用芝麻油调成糊状。

5. 治疗硬皮病：常选用麝香、丹参、当归、红花、桂枝、地龙、黄芪、小茴香、艾叶各10克，混匀研成粉，用蜜或黄酒调成膏状。

6. 治疗黄褐斑：常选用柴胡、香附、白芍、山栀子、白芷、薏苡仁、冬瓜仁、丹参、白附子、冰片各10克，混匀研成粉，用醋调成膏状。

7. 治疗带状疱疹及后遗神经痛：常选用香附、木香、川芎、赤芍、雄黄、吴茱萸、花椒、冰片、山柰各10克，混匀研成粉，用黄酒或食醋调成膏状。

8. 治疗银屑病：常选用升麻、大枫子、丹皮、冰片、葛根、赤芍、生地、地榆各10克，混匀研成粉，用芝麻油调成糊状。

9. 治疗痤疮：常选用黄菊花、连翘、生地、黄连、柴胡、丹皮、天花粉、山慈菇、决明子各10克，混匀研成粉，用芝麻油或蜜调成膏状。

10. 治疗神经性皮炎：常选用当归、丹参、大枫子、苦参、石菖蒲、皂角刺、夏枯草、佛手各10克，混匀研成粉，用芝麻油或食醋调成糊状。

【**治法**】将肚脐擦洗净，填入已经调制好的药物，以药物填平为度，再用橡皮膏贴牢，以防止药物外泄，并保留数小时。敷脐时应密切观察，防止皮肤起泡、溃烂，如有明显瘙痒及烧灼感，应及时取下，并对症处理。

自制药膏　祛瘢效佳

临床运用中药经验方制成的药膏治疗瘢痕，获得满意的疗效，现介绍如下。

【治法】白芷、白及、炮穿山甲、五倍子各10克。诸药研成细粉；再取食醋80毫升与蜂蜜80克加热至80～100℃，调入药粉，加入冰片5克，搅匀收膏，自然冷却后于消毒容器装瓶，置常温下备用。使用时用温开水将瘢痕表面清洗干净，药膏均匀涂布，用消毒纱布外敷包扎，以纱布不湿为度，隔日换药1次，20日为1个疗程。

【体会】方中白芷破宿血，补新血，长肌肉，止痛生肌祛瘢；白及能封填破损，使肿痛可消，溃败可耗，死肌可去，脓血可洁，有托旧生新之妙用；穿山甲气腥而窜，能宣通脏腑，贯穿经络，透达关窍；五倍子消肿解毒，收缩血管，凝固蛋白，可对抗氧自由基，能使成纤维细胞、胶原蛋白、新生血管受压紧缩，断绝血供，使瘢痕吸收平复；食醋、蜂蜜、冰片散结消瘢，润燥止痛。诸药合用，活血散瘀，散结生新。本法经济方便，安全有效，值得推广。

蒲黄白及　外治褥疮

用中药蒲黄粉和白及粉外用治疗褥疮，取得显著疗效，现介绍如下。

【治法】蒲黄粉、白及粉各等量。混匀备用，疮面用生理盐水清洗后外扑药粉适量，每日3～5次。同时积极治疗原发病，配合翻身、褥疮周围按摩。

【疗效】Ⅰ度病例全部在3日内愈合；Ⅱ度病例全部在5日内愈合；Ⅲ度病例1例在5日内愈合。

【体会】蒲黄粉、白及粉治疗褥疮是取两药有活血化瘀、托毒生肌的功效，临床运用具有药价低廉、疗效显著、方法简便等优点。

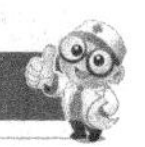

手足疔疮　四药外洗

疔疮是由火热毒邪搏结肌肤引起。据《医宗金鉴》载："疮痈原是火毒生，经络阻遏气血凝。"《内经》有："善治者治皮毛，其次治肌肤，其次治经络。"中医治疗疔疮效果好，现介绍如下。

【治法】 黄柏、蒲公英各60克，白矾、儿茶各30克。将上4味药用水浸泡半小时，先武火煎沸，然后再文火煎煮30分钟后熏洗患处，待药液稍温后，可将患处浸泡于药液中，若药液凉则再加热，反复浸泡熏洗，每次约1小时。每剂药可用2～3日，每日浸洗2次，6日为1个疗程。

【病案】 患者王某，女，25岁，因右手食指尖红肿疼痛3日就诊。刻诊：右手食指指甲周围红肿，肤温增高，挤压痛（＋），指尖呈蛇头状。血常规：白细胞9.7×10^9/L，中性粒细胞74%。临床诊断：右手食指甲周炎（蛇头疔）。予四味洗药3剂，水煎外洗。患者自诉第1日浸洗后，患处红肿渐消，疼痛缓解，甲周皮肤变软。第3日浸洗时见有脓自甲周边缘流出。第5日肿胀、疼痛全无，临床治愈。

【体会】 本方属于中医外治法中的浸洗法，使药物直接作用于皮毛肌肤，药效直达病所。其中以黄柏、蒲公英清热解毒燥湿、消肿止痛；白矾清热解毒燥湿；儿茶活血消肿、止痛敛疮排脓。四药合用共奏清热解毒、燥湿活血止痛之功，使火热毒解，气血经络畅行。

单味补骨脂　治汗斑有效

汗斑又名紫白癜风，常发于胸、背、颈项等部，初起皮肤出现紫色或白色斑点，继则蔓延成片，甚至遍及全身，微痒，抓之稍有皮屑，夏重冬轻。中医辨证因脏腑积热，感受暑湿，郁于皮肤以致气滞血瘀而成者。临床用补骨脂浸汁治疗汗斑，获得满意疗效，现介绍如下。

【治法】 取补骨脂60克，放入100毫升75%酒精中密封浸泡1周，涂搽患处，每日2次，搽药后，轻微按摩皮肤，使之潮红为宜。治疗期间禁食腥辣及刺激性食物，保持皮肤清洁。

【病案】 患者刘某，男，28岁。自诉2日前出车归来后，发现前胸、颈项间出现白斑点，痒如蚁行，自用风油精、皮康霜等药物外搽均无效而来就诊。刻诊：前胸、颈项及后背大片白色斑点，刮之稍有皮屑，瘙痒无痛，中医诊为汗斑，嘱以上方外搽患处，每日3次，忌饮酒，忌食辛辣，勤沐浴更衣，20日后症状消失痊愈。

螨虫感染　中药湿敷

螨虫属于节肢动物门蛛形纲蜱螨亚纲的一类体型微小的动物。据调查，成年人对蠕形螨的感染率高达97%。轻微感染者常无明显症状，或有轻微痒感或刺痛，如不加注意，便可致毛囊扩大，堵塞毛囊口，导致毛囊感染，周围产生炎症，引发又红又大的粉刺或黑头粉刺，反复发作最终导致酒渣鼻。中药治疗螨虫感染有极好的效果，并且简单易行，现介绍如下。

【治法】金银花、地肤子、山栀子、苦参各10克，黄柏、黄芩、艾叶、苍术、薄荷、蛇床子、土槿皮各5克。上述中药加水煎煮2次，合并水煎液，浓缩至约100毫升，置冰箱中保存，备用。将患处用温水清洗干净，取无菌纱布浸湿药液，敷于患处15～20分钟，用清水清洗，早晚各1次。

【体会】方中金银花可用于各种热性病；地肤子清热利湿、祛风止痒；山栀子清热泻火、凉血；苦参清热、燥湿、杀虫；黄柏清热燥湿、泻火解毒；黄芩清热燥湿、泻火解毒；艾叶抗菌；苍术燥湿健脾、祛风湿、明目；薄荷具有收缩微血管、排除体内毒素的作用，可以舒缓痒感、发炎和灼伤感；蛇床子祛风、燥湿、杀虫；土槿皮具有抗真菌及杀虫、止痒的作用。诸药合用，效果良好。

口唇疱疹　大蒜贴敷

临床用大蒜贴敷治疗口唇单纯疱疹，疗效满意，现介绍如下。

【治法】取新鲜蒜瓣捣成蒜泥或切成薄片，贴敷患处，25～30分钟后洗去，2小时后再敷1次，可连续贴敷2次或3次，间隔6～8小时再重复上述

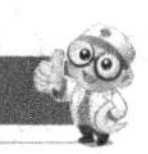

治疗，至疱疹萎陷或结痂为止。

【疗效】一般贴敷4～6小时疱疹即萎陷，结痂，均在1周内脱痂痊愈。病程短者疗效较佳，贴敷后患处可有2～3分钟的烧灼样疼痛，无须处理可自行消退。

多发寻常疣　用中药外洗

多发性寻常疣多数是由人类乳头瘤病毒感染所致的疣状赘生物，好发于手足部位，由于其治疗周期长，传染性强，易反复发作，故在临床治疗方面非常棘手。临床采用中药外洗效果较好，现介绍如下。

【治法】露蜂房6克，板蓝根、磁石各30克，透骨草、夏枯草、大青叶、枯矾、木贼、蛇床子、香附各20克。每日1剂，加水1000毫升，煎至500毫升，待温度约45℃时擦洗浸泡患处，每次40分钟，每日1次，2周为1个疗程，连用2个疗程。

【体会】祖国医学中称多发性寻常疣为“千日疮”，肝郁气虚、湿热外侵、气血瘀滞为本病的普遍证候，临证时标本兼治、益气疏肝、清热解毒、活血化瘀，达到根治的疗效。外洗方中板蓝根、大青叶具有清热解毒之效；露蜂房具有攻毒消肿，杀虫止痒的功效；透骨草、夏枯草具有活血化瘀、散结消肿、通经透骨、清泄肝火、清热解毒之功效；磁石具有平肝潜阳之效；香附、木贼、蛇床子能清热解毒；枯矾具有解毒杀虫作用。全方外用共奏解毒、活血、散结之功。临床观察显示，中药外洗治疗多发性寻常疣疗效好，副作用少，复发率低，值得临床推广应用。

多发跖疣　敷乌蜈散

采用乌梅蜈蚣散外敷治疗多发性和难治性跖疣，取得较好疗效，现介绍如下。

【治法】将乌梅和蜈蚣研粉以1∶1的比例用水调成糊状，制成乌梅蜈蚣散。取一小块胶布，中间剪一圆洞，比疣体稍大，贴于患处，以适量乌梅蜈蚣散敷于胶布孔洞内，然后用一块较大胶布快速覆盖固定，对于脚汗多者加用胶布环绕固定，封包后要注意不宜触水。

【体会】中医治疗跖疣有明显优势，特别是在多发性和难治性跖疣治疗上。乌梅味酸，具有止血敛创的功效，外治能消除疮胬肉，还有软化角质的作用；蜈蚣具有祛风镇痉、攻毒散结、通络止痛之功效，不仅在抗炎、镇痛、抑菌方面作用显著，还能改善机体免疫功能。两味药合用，具有疏肝散热、解毒活血、改善免疫的功效。

六神丸外用　治疣疗效佳

六神丸是一种常用的中成药，主要由人工牛黄、麝香、蟾蜍、冰片、珍珠粉、百草霜等药组成，具有清热解毒、消炎止痛之功效，临床发现，六神丸外治各种疣，有较好的疗效。现介绍其治疗方法。

1. 扁平疣：取六神丸数粒，用干净白纸包裹捻碎，倒入食匙中加米醋少许，使之变黏稠状待用。睡前用毛巾热敷患处10分钟，使疣表面软化，然后将药敷擦于扁平疣上，尽量覆盖完全，翌晨洗净患处，7日为1个疗程。

2. 寻常疣：先将患肢置于热水中浸泡至皮损部变软，以75%酒精消毒皮损部，再用75%的酒精消毒过的指甲刀或剪刀将疣表面的角质层轻轻刮去，将3～5粒六神丸研碎贴敷，1周后取下。对数个疣或较大者，可在局部麻醉下进行治疗。数个疣一般无须逐个用刀刮，可以选择其中疣体较大者或原发的母疣用刀刮后贴敷。母疣消失，其周围续发的子疣多能自行消失或脱落。

3. 尖锐湿疣：将40～50粒六神丸研成粉，加食醋10～20毫升调匀后搽患部。首次搽药用消毒针头将疣体划破，之后根据疣体完整程度分次划破疣体，每日涂药4次或5次，连涂4～15天。

4. 跖疣：先用75%的酒精消毒皮损部，以75%酒精消毒过的指甲刀或剪刀将皮损剪小，放置研成粉的六神丸数粒，用麝香壮骨膏敷贴固定。患者应经常揉压患处，每4日换药1次，4日为1个疗程。1～5个跖疣者，皮损小的用六神丸1粒，大的不超过5粒，一般用3～5粒即可；6～10个跖疣，选其中较大的5个按上法治疗；10个以上跖疣选其中最大与其次者，六神丸总量不得超过30粒。患处忌接触，有疼痛感时，减少六神丸用量，均可缓解疼

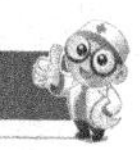

痛，不影响治疗。一般均可于1～3个疗程内脱落痊愈。

皮肤瘙痒　用益母草

皮肤瘙痒在临床具有较高的发病率，通常以患者身体某部位发生剧烈瘙痒，既可为全身瘙痒，又可为会阴、阴囊等局部瘙痒，发病时瘙痒剧烈，呈阵发性，夜间发作最为频繁，对患者的生活和工作产生严重干扰。临床在常规治疗基础上，采用单味益母草内服治疗，取得较好疗效，介绍如下。

【治法】益母草25克。每日1剂，水煎分3次服，连用10日。

【体会】近年来随着对益母草的深入研究，临床发现其在治疗急慢性肾炎、荨麻疹、肝硬化腹水、中风后遗症中都取得显著疗效。皮肤瘙痒患者在常规药物治疗基础上加用益母草治疗，在改善治疗效果的同时，可以明显减轻患者痛苦，效果显著，值得应用。

皮肤瘙痒　祛瘀散治

临床用祛瘀散治疗全身性皮肤瘙痒症和局限性皮肤瘙痒症，疗效满意，现介绍如下。

【治法】桃仁、红花、杏仁、山栀子各20克，共研成粉后加入冰片5克，用凡士林或蜂蜜调成糊状，堆成3厘米×3厘米×1厘米大小，直接填脐上，再用纱布覆盖和胶布固定，每日换药1次。

【疗效】共治疗52例，全部有效。其中治愈50例，好转2例。敷药最多14次，最少1次，平均4次见效。

【体会】脐又名“神阙”“脐中”，属任脉经穴，任脉总领一身之阴经。而“神阙”居任脉腹部要冲与督脉之命门相应，任督二脉相通，阴阳相济，起调节各脏腑生理活动的作用。皮肤瘙痒与血瘀、血燥有关，桃仁、红花、山栀子有活血化瘀作用，配杏仁加强化瘀润燥作用；冰片有止痒渗透作用；蜂蜜起和药润燥作用。全方功能活血祛瘀，润燥，主治全身性皮肤瘙痒症、局限性皮肤瘙痒症。本药填脐后患者脐部出现瘀斑，瘀斑出现越早疗越效快，反之则缓而差。

菖蒲外洗　止皮肤痒

皮肤瘙痒可由日光性皮炎、过敏性皮炎、湿疹、神经性皮炎等引起，其成因复杂。临床运用菖蒲煎液外洗，对皮肤瘙痒有较好的止痒效果。

【治法】菖蒲200克（鲜品400克），加水2000毫升，煎沸10分钟左右，然后滤取药液，待药液温度适宜时，反复熏洗或用纱布蘸取药液涂擦患处，每次15分钟，熏洗后不要用水冲洗，将药物保留在皮肤上，一般1次或2次即可止痒。

【体会】菖蒲性温，味辛苦，有除湿健脾、杀虫止痒之功效，用水煎液外洗，对细菌感染、过敏等引起的皮肤瘙痒，效果明显。

白花蛇舌草　治皮肤痤疮

痤疮，又称暗疮、青春痘，好发于颜面、胸背处，多见于青少年及中年妇女，是一种常见的毛囊与皮脂腺慢性炎症性皮肤病。此病属中医“肺风粉刺”“粉刺”等范畴，多因情志波动、肝气郁结化热致肝火上炎；或饮食不节，过食肥甘厚味，致肺胃湿热；或外感风热毒邪而发病。治疗以清热解毒、活血化瘀、排脓利湿、软坚散结为法。临床采用单味白花蛇舌草内服并外洗治疗，有较好疗效。

【治法】内服：鲜白花蛇舌草50克（干品20克），每日1剂，水煎分3次服。外洗：药渣加水1000毫升，煎水，晾至温度适宜后搽洗患处，每日3次，直至痊愈。

【体会】白花蛇舌草味微苦，性寒，入胃、大肠、小肠经，可清热解毒、排脓利湿、活血消肿、利气宽胸。现代药理研究表明，白花蛇舌草具有抗感染、抗肿瘤、保肝利胆、镇静催眠、镇痛、抑制雄性激素分泌的作用。临床用白花蛇舌草治疗痤疮疗效显著。

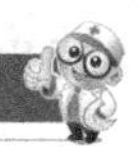

柳枝韭膏　巧治痔疮

痔疮中医辨证分为内痔出血型（便后血点滴而下或喷射而出、大便干结）、痔核毒盛型（肛门水肿、痔核肿痛、大便干结、小便短赤），应用杨柳韭菜膏治疗，取得良好疗效。

【治法】新鲜柳树枝100克烧成炭（不可烧成灰），研成细粉；新鲜韭菜150克，烤制焦脆，研细粉。两药用蜂蜜调成稀膏状，涂敷痔核。每日1次，3日为1个疗程，无须包扎。1至2个疗程症状缓解。

【体会】《得配本草》中谓柳枝“入足阳明、厥阴经”，可祛风利湿、解毒消肿；韭菜可温中行气、散瘀解毒，主治痢疾、痔疮、痈疮肿毒；蜂蜜有抗菌消炎、促进消化、提高免疫力、润肠通便等功效。三药合用，治疗痔疮效果较好，值得临床推广。

复方补骨脂酊　治白癜风皮损

临床应用复方补骨脂酊治疗白癜风皮损，临床疗效较好，现介绍如下。

【治法】补骨脂、白蒺藜、菟丝子、白芷各15克，何首乌、红花、紫草、骨碎补各10克。将以上中药研成细粉，将药粉密封在装有250毫升75％酒精的容器内，每日搅拌3次。5日之后将上部的清液取出并密封保存。在剩余的药渣中倒入250毫升75％酒精，以同样的方法搅拌、保存。5日后取出上部清液。将2次所得药物清液混合，并加入75％酒精使药液总量达到500毫升。将复方补骨脂酊涂于患处，每日3次或4次。

【体会】复方补骨脂酊是中药制剂，主要包含补骨脂、骨碎补、菟丝子等药材。其中，补骨脂中含有补骨脂素，能够通过光合作用促进黑素的合成，同时还能够抗衰老，促进皮肤色素再生；菟丝子具有补肾益精的功效；何首乌益精血；红花活血散瘀；紫草解毒透疹；骨碎补补肾止痛；白蒺藜活血祛风、止痒；白芷散风除湿，通窍止痛。诸药合用，能够达到活血消斑的治疗目的。综上所述，复方补骨脂酊治疗白癜风皮损的临床效果良好，值得临床推广使用。

服中药验方　可治疗疝气

疝气，即人体内某个脏器或组织离开其正常解剖位置，通过先天或后天形成的薄弱点、缺损或孔隙进入另一部位。临床上较常见的是腹股沟疝，在腹股沟区可以看到或摸到肿块，平卧后可恢复。临床工作中应用验方治疗疝气患者30余例，疗效可靠，现介绍如下。

【治法】木香、小茴香各30克，炮穿山甲、炒全蝎各16克。共研细粉，成人每次服10克，用温开水冲服，每日2次。小儿3岁以内者每次用1克，3岁以上者每增加1岁加1克。

【体会】方中木香具有行气止痛、健脾消食的作用；小茴香可散寒止痛、理气和胃；炒全蝎可熄风解痉、攻毒散结、通络止痛；炮穿山甲可通经下乳、消肿排脓、搜风通络。诸药合用，治疝气效果好。

外敷首乌液　妙治毛囊炎

毛囊炎为葡萄球菌侵入毛囊所致的皮肤化脓性炎症，多发于夏季，易侵犯青壮年，好发于头皮、颈后、下颌、臀部、四肢等多毛易受摩擦部位，常反复发作，经久不愈。采用何首乌方外用治疗本病，收到良好效果，现介绍如下。

【治法】制何首乌、苦参各10克。加水200毫升浓煎至100毫升。用药液将消毒过的纱布浸透，拧至不滴水，展开平置于患处，用以湿敷，反复操作，每次治疗30分钟，每日早晚各1次。一般于用后24～48小时即可消肿，3日或4日炎症消散。

【体会】何首乌味苦、涩，性微温。《疡医大全》卷三十五载有何首乌汤治湿热风毒，遍身脓巢，黄水淋漓，肌肉溃烂。苦参有清热燥湿，杀虫，利尿之功。用于热痢，便血，黄疸尿闭，赤白带下，阴肿阴痒，湿疹，湿疮，皮肤瘙痒，疥癣麻风，外治滴虫性阴道炎。以上两种药物配合用以治疗毛囊炎效果可靠，且经济、简便、易于掌握。

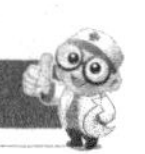

阴囊瘙痒　马齿苋治

阴囊瘙痒局部表现为奇痒难忍，喜浴热水，甚至出现疙瘩，形如赤粟，搔破浸淫流水，痛如火燎，坐卧不安。本症多由肝经郁热，外感风湿之邪，与肝经湿热相搏，湿热不得外泄，循肝经下注阴囊，则瘙痒异常。临床可用马齿苋熏洗治疗。

【治法】马齿苋100克（鲜品200克），加水1000毫升，水煎后将药液倒入盆内，先熏后洗，每次洗30分钟，每日洗2次，一般连洗3日或4日，基本可治愈，多者洗6日或7日愈。如半年或1年后又复发者，再次使用本法治疗仍有效。

【体会】马齿苋可做蔬菜食用，全草可入药，味酸，性寒，有清热解毒、散血消肿功效。外用可清热解毒，除湿止痒，疗效可靠。中医认为马齿苋可治一切风邪，杀诸虫，破癥结痈疮，治痔疮疳疔、积年恶疮等。现代药理研究表明，其对大肠杆菌、伤寒杆菌、痢疾杆菌、金黄色葡萄球菌和皮肤真菌等均有抑制作用，特别是对痢疾杆菌的抑制作用很强。

肛周湿疹　中药坐浴

肛周湿疹是肛周最常见的一种变态反应性皮肤疾患。该病发病部位特殊，多数发于肛周，亦见有蔓延至臀部及会阴部。临床多有肛周瘙痒难忍，伴皮肤红斑、苔藓样变等。近年来采用三皮止痒汤坐浴治疗肛周湿疹，临床疗效显著，现介绍如下。

【治法】蒲公英30克，白鲜皮20克，乌梅、明矾、苦楝皮、土槿皮各10克。将上药加水800毫升，用文火煎煮至250毫升，冷却后兑温开水至1500毫升，坐浴。每日坐浴1次，每次15分钟，连续治疗2周。

【体会】方中君药白鲜皮清热燥湿，祛风止痒；臣药蒲公英清热解毒，疏散风热，二者配伍共奏祛湿清热之功。土槿皮、苦楝皮杀虫止痒，明矾酸、涩、寒，外用可解毒杀虫，收敛燥湿止痒，三者共为佐药，尤重止痒。乌梅与方中其他药物合用以消肿止痒。该方汤熏洗治疗肛周湿疹取得良好临床效果。

烧伤褥疮　用紫草油

紫草为紫草科多年生草本植物的根，性寒味甘，归心、肝经，功能凉血活血、解毒透疹。笔者临床应用自制紫草油治疗褥疮及烧伤疗效显著，且无毒副作用，无耐药性，现介绍如下。

【治法】紫草50克（药店有售），花生油500克，将花生油加热至沸离火，陆续加入剪碎的紫草，搅拌5分钟，趁热用4层纱布过滤除去药渣即可。根据临床需要也可制成油纱布条备用。

【病案举例】病案一：患者陈某，女，68岁。因脑血栓瘫痪长期卧床半年，臀部出现约4厘米×3厘米大小的黑色硬痂，压之有少量脓液外溢。入院予常规消毒，除去痂面，用无菌盐水冲洗干净，干棉球拭干。再用紫草油纱布换药，每日1次，7日后脓液干净，疮面有鲜红色肉芽长出，改为隔日1次，用药6次后疮面愈合，肤色恢复正常。病案二：患者程某，男，30岁。因左脚烧伤来院就诊，整个足背红、肿、痛，有3处直径约0.5厘米×1.5厘米大小不等的水疱。常规消毒后用紫草油敷于患处，疼痛明显减轻。每日外敷不少于3次，7日后完全治愈。

治灰指甲　可用艾灸

灰指甲是甲癣的俗称。甲癣治疗方法不少，如煎药洗泡、包裹等。因费事费时，患者很难坚持治疗，往往半途而废，收效甚微。多年来临床采用艾条灸治疗灰指甲，方法简便易行，疗效显著，现介绍如下。

【治法】先用刀片刮除病甲表层，然后点燃艾条在病甲上熏灸，调节艾火与病甲的距离，使温度适宜，以患者能耐受为度，防止烫伤周围皮肤。每次灸15～20分钟，每天灸3次或4次。一般连续灸15～20日。灸后病甲无须包裹，可照常进行日常活动。

【病案举例】患者王某，男，34岁。患左手拇指、食指、中指灰指甲，甲板增厚，蛀空残缺，甲面无光泽，呈灰白色。曾用过多种方法治疗，但因经常出车，无法坚持治疗，故多年不愈。嘱其按上法熏灸，1周后指甲根部长出一线新甲，坚持治疗15日后，新甲长出近半，病甲破碎脱落

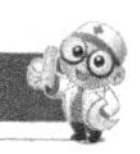

而渐愈。患者将此法传授多人使用，也都治愈。

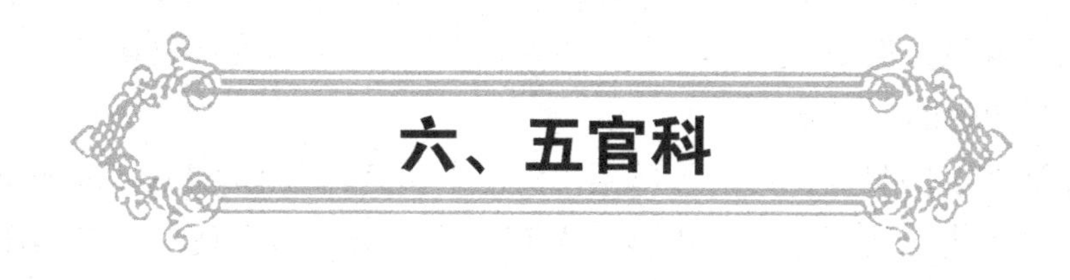

六、五官科

化脓中耳炎　芦荟汁妙治

【治法】取芦荟叶除掉刺洗净、切细，再加水捣碎后用纱布滤过即可。药量加水比例为1克芦荟加水1毫升。清洗外耳道脓液后，耳内滴入芦荟汁液2滴，每日4次。

【疗效】治疗后5日内停止流脓，治疗过程中未发现并发症。

【体会】急性化脓性中耳炎主要病原体是化脓病菌如链球菌、葡萄球菌、肺炎球菌等，因婴幼儿抵抗力弱，易患呼吸道感染及各种传染病，婴幼儿咽鼓管短，位置低而平、平卧吃乳，易反胃呛咳，带菌分泌物可侵入咽鼓管，婴幼儿中耳常遗有胚胎期结缔组织，容易发生感染。因此，易导致鼓室发炎。临床上患呼吸道感染并发中耳炎多见，广泛应用抗生素，但多产生耐药性。而芦荟具有明显的广谱抗菌作用。芦荟味微苦，目前在国内外多用于治疗感染性疾病，本疗法疗效高、无毒副作用。制药方法简单，具有推广使用意义。

患干眼症　四味药治

秋季燥邪伤阴，眼睛首当其冲，干眼症呈爆发式增长。不少人有双眼干涩刺痛、易疲劳、视物不清，甚至有头胀头痛、烦躁失眠等症状，尤其是“低头族”和上班族。中医认为，燥邪侵袭人体，导致机体阴津受损，肝脏阴血亏虚不能涵养双目，是干眼症发生的外因；再加上用眼过度、经常熬夜等内因，使得津液耗损更甚，让干眼症成为秋季特有的“季节病”。除了减少用眼，还应常参加户外运动，也可以泡杯菊花石斛双子茶，内外兼施，能疏风散热、平肝明目、清热生津，尤其适合燥热伤津、肝火上犯引起的干眼症。

【治法】决明子、石斛各15克，枸杞子10克，白菊花8克。决明子略洗一下，放入烧热的锅中，小火炒干至有香味，盛起后用玻璃瓶略碾压，以不破裂为度；将上述四味药放进杯中，冲入沸水，盖上盖子，10分钟后开盖，先用蒸气熏蒸双眼，晾凉后代茶饮。

【体会】需注意，本茶饮性偏寒凉，不宜长期饮用，如出现怕冷肢寒、食欲不振、大便稀溏等脾胃虚寒症状，应停止饮用。

患泪囊炎　服全蝎散

慢性泪囊炎是常见的眼科疾病，不仅经久不愈，反复发作，而且作为一个慢性泪囊炎病灶长期存在，只要角膜上皮损伤，常可致严重感染，发生化脓性角膜炎，进而危及眼球。用全蝎对慢性泪囊炎进行治疗，疗效确切，现介绍如下。

【治法】全蝎适量，在瓦片上焙干，研粉备用。成人每次6克，小儿每次3克，以温开水送服，每日1次或2次，3日为1个疗程。

【病案举例】患者某某，女，62岁。主诉：右眼流泪伴有内眦角溢脓性分泌物近20年。检查见双眼内眦部下睑皮肤因拭泪致色素沉着，泪小点位置正常。按压泪囊部，可见灰白色脓性分泌物自上、下泪小点溢出，内眦部球结膜慢性充血，余无异常。诊断：双侧慢性泪囊炎。经上述方法治疗3日，流泪明显减轻，按压泪囊，无分泌物溢出。

【体会】采用全蝎治疗慢性泪囊炎既经济又简便，疗程短，显效快，疗效确切，无明显副作用。

单味地骨皮　巧治鼻出血

鼻出血又称鼻衄，多因鼻腔病变引起，也可由全身疾病所引起。中医

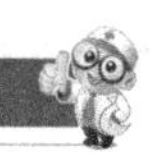

治疗效果良好，现介绍如下。

【治法】地骨皮30克。每日1剂，以沸水冲泡代茶饮用。

【病案】患者李某，男，48岁。月前不慎受凉，恶寒发热，咳嗽，3日前始出现鼻出血，量不多，色鲜红，用止血剂效不佳。诊见鼻出血量不多，色鲜红，伴咳嗽，咯吐少量黄痰，口干欲饮，大便5日未行。舌红、苔薄黄，脉弦数。以此方泡茶饮，第2日鼻血止，诸症减轻。继用此方，巩固10日。

【体会】地骨皮凉血除蒸，清肺降火。用于阴虚潮热、骨蒸盗汗、肺热咳嗽、咯血、衄血。治疗虚热鼻衄有效。

“两根”煎液　治鼻出血

鼻出血，中医称之为鼻衄。对鼻出血这种急症，原则上急者治其标，缓者治其本。如空气干燥，感到鼻腔干燥、出血、冒热气，嗓子红肿疼痛时，服用茅根芦根液，能达到清热解表、退热止血的目的。

【治法】取白茅根20克，芦根10克。将白茅根、芦根一同放入砂锅中，加入清水1500毫升，浸泡40分钟，然后煎煮30分钟，滤取药液，每日1剂，分早晚2次服，连服3～5剂。

【体会】白茅根清肺胃之热、生津止渴，善治热性病的烦渴及胃热呕哕等症。芦根可清胃热、生津止渴、止呕利小便、导热外出，用于治疗高热、口渴、胃热呕吐等温热病症。二味合用，共奏清热解表、退热止血之功。

急性鼻炎　中药熏蒸

急性鼻炎属中医“伤风鼻塞”范畴，全年均可发生，但以秋、冬、春三季季节交替时，气候多变而多发。常因寒热不调、生活起居失慎、过度疲劳，致使正气虚弱，肺卫不固，风邪乘虚侵袭，邪毒停聚鼻窍而致病。表现为鼻塞、流涕、恶风发热、鼻黏膜淡红或鲜红而肿。病毒、细菌引起鼻腔黏膜炎症，起病较急、病程较短。应用中药熏蒸疗法，可使鼻腔通畅，鼻塞诸症消失。

【治法】野菊花15克，辛夷花、苍耳子、紫苏梗、通草、防风、黄芩各10克，白芷6克。上药共放砂锅内，加水800毫升，煎15～25分钟后，用药液热气熏蒸鼻腔。患者应在避免烫伤的前提下尽量深吸气，使药蒸气充分进入鼻腔内，直至药液降温。

【体会】中药熏蒸疗法是通过药效和热力作用于患部（皮肤或鼻腔等），产生一定的刺激以后使皮肤毛孔开放，微血管扩张，药物的有效成分渗透人体皮肤达到肌肉深部，或通过毛细血管吸收循环至全身，从而达到缓解病痛、治疗疾病、增强机体免疫力的目的。

通草散塞鼻　治慢性鼻炎

临床采用中药塞鼻治疗慢性鼻炎136例，疗效满意，现介绍如下。

【临床资料】136例均为青年男性，年龄18～36岁，病程3个月至5年。其中慢性单纯性鼻炎42例，慢性肥厚性鼻炎94例。临床表现：长期持续鼻塞，或间歇性、交替性鼻塞，鼻涕量多。鼻腔检查黏膜充血，呈红色或暗红色，鼻黏膜肿胀，以下鼻甲为主。

【治法】通草2份，枯矾、细辛各4份，珍珠1份。按比例取药研细粉，用枣核大的脱脂棉球蘸取上述药粉，两鼻孔交替塞鼻各20分钟，6小时用1次，10日为1个疗程。治疗3个疗程后评定疗效。治疗期间忌辛辣、鱼虾类食物。

【疗效】疗效标准：鼻塞、流涕等症状消失，鼻腔检查正常为治愈；鼻塞、流涕等症状减轻，局部体征明显改善为好转；症状和体征无明显改善为未愈。治疗结果：本组治愈102例，占75%；好转34例，占25%。总有效率100%。

用中药鼻疗　治头面痛症

1. 治头痛：川芎、白芷、细辛、冰片按10：10：5：1比例备料。诸药混匀研成细粉，装瓶备用。用消毒棉球蘸少量药粉，在离鼻孔约0.3厘米处

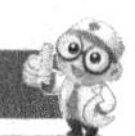

吸气，使药物吸入鼻内，每次1～2分钟，每日2次，7日为1个疗程。适用于各类慢性头痛症，如紧张性头痛、血管性头痛、脑外伤头痛等。

2. 治偏头痛：羌活、川芎各10克，冰片1克。共研成细粉，装瓶备用。治疗时取药粉1克，用纱布包裹，塞入鼻腔，右侧头痛塞左鼻，左侧头痛塞右鼻。一般塞10～20分钟，每日2次，7日为1个疗程，连用1～3个疗程。适用于偏头痛（血管性头痛），总有效率达95%。起效时间最短10分钟，最长3日。

3. 治三叉神经痛（面痛）：正天丸（药店有售）6克，冰片1克。共研细粉，用时取药粉1克，纱布包裹塞患侧鼻腔。每日1次，塞鼻1～2小时取下，7日为1个疗程，可连用1～3个疗程。本法对于风寒、血瘀、肝火引起的慢性头痛也有效。

中药吹鼻　治鼻窦炎

鼻窦炎是临床的常见病、多发病，治疗颇为棘手。临床采用中药吹鼻治疗本病收效满意，现介绍如下。

【治法】煅鱼脑石粉（药店有售）3克，冰片1克，共研细粉。用生理盐水拭净鼻腔，然后取药粉4克，用吸管吹入鼻腔，每日2次。6日为1个疗程，连续治疗3个疗程。

【体会】慢性鼻窦炎属中医“鼻渊”范畴。鼻乃清窍，为肺之门户。若肺卫失和，卫外不固，邪客孔窍，致清浊不分，毒热蕴遏，灼腐生脓，久之则成鼻渊。鱼脑石味道甘咸性寒，具有清热解毒之功，主治鼻炎；冰片苦凉入肺，具有开窍醒神、清热解毒之功，专利闭塞风痰。两药合用，气味芳香，清热通窍，共奏清热解毒、祛涕通窍之功。

舌舔皮炎　外用黄连

舌舔皮炎是由于舌舔唇周皮肤所致的接触性皮炎，多见于儿童。因经常舌舔唇周，有的是用牙齿上下刮磨，致使唾液浸渍唇周而引起的局部炎症反应。皮损可见唇周皮肤红斑、丘疹、皲裂和脱屑。边界清楚，近唇缘皮损炎症较轻。由于局部不适、瘙痒或疼痛，又促使患儿舌舔以湿润局部，形成恶性循环。西医常规以激素治疗往往难以奏效，常常迁延不愈，直接影响了儿童的身心健康。用单味中药黄连煎水外用，治疗本病疗效好，现介绍如下。

【治法】黄连30克，研成细粉，加水300毫升，煎沸10分钟，沉淀后，取上清液约200毫升，装瓶备用。用棉棒蘸取上清液涂患处，每3小时用1次。7日为1个疗程。

【体会】黄连清热燥湿、泻火解毒，根茎含多种生物碱，主要成分为小檗碱（又称黄连素）。现代药理试验研究表明：小檗碱有明显的抗炎作用，含小檗碱植物都可明显抑制肉芽形成，尤以黄连、黄柏较强。以黄连为主的多种方剂有明显的抗炎效果，局部或全身用药，均有一定疗效。黄连煎液治疗舌舔唇炎，既有抗炎效用，又能遏制舌舔动作（因为黄连特别苦），纠正患儿舌舔不良习惯，一举两得。目前治疗30多例，轻症1周便可康复，重症2周亦可痊愈。

外敷土茯苓　治扁桃体炎

临床应用土茯苓外敷涌泉穴治疗小儿急性扁桃体炎，疗效满意，现介绍如下。

【治法】取土茯苓20克，研成粉，用米醋将其调为糊状，涂敷于患儿两足涌泉穴，外贴一层塑料布，然后以绷带包扎，睡前敷药，次日晨起取下，一般1～3次即可见效。

【病案】患者王某，男，5岁。发热2日，扁桃体红肿疼痛，曾口服抗生素治疗，效果欠佳。改用土茯苓外敷涌泉穴，次日即感咽喉疼痛明显减轻，连敷3次获愈。

【体会】土茯苓属清热药，归肝经、胃经，常用于治疗痈肿、瘰疬。与米醋合用，可促进药物吸收。外敷涌泉穴属上病下治之法，可引热下行。本法见效快，取材简便，经济易行，且不用服药，适宜儿童。

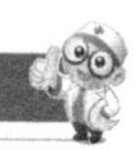

番木鳖蜜膏　能外治面瘫

【治法】番木鳖（即马钱子）500克，白蜜适量。将番木鳖加水3600毫升，煮沸20分钟，趁热刮去外皮，取净仁切片置瓦上文火烘酥，研为细粉，加入白蜜调为稀糊状，文火煎熬15分钟，待温备用。将药膏涂患侧面部（向左边歪斜涂右侧，向右边歪斜涂左侧），厚约2毫米（口、眼部不涂），用纱布覆盖，每日换药1次。搽药处3～5日发生奇痒，6～8日出现粒疹，9～14日若疼痛剧烈，则为病愈先兆，即可停药。

【疗效】面瘫，治疗224例，痊愈199例，好转18例，无效7例。总有效率为96.9%。

【病案举例】患者任某，女，3岁，1977年10月3日来诊。患儿于半年前高热后，次日发现口眼歪斜，经治疗无效。右眼闭合不全，口向左歪斜，苔淡白，指纹淡红微沉。用番木鳖蜜膏外涂，每日换药1次，7次痊愈。随访6年，一直正常。

【体会】患者用药期间慎勿受风感寒，停止搽药2天后再洗脸，黑垢处每日擦鲜人乳3次，3～7日后肤色复原。据《中药大辞典》载：“马钱子苦寒有毒……并治面神经麻痹，重症肌无力。”本药有通络止痛，治麻痹瘫痪之功，白蜜外用有解毒之效，故本方对面瘫有卓效。

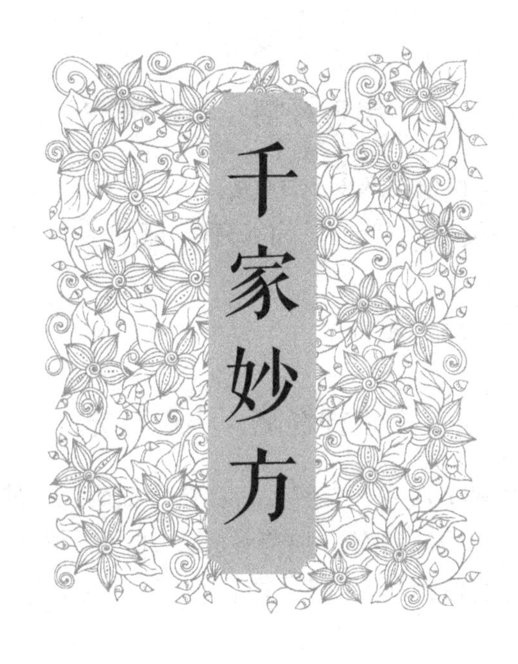
千家妙方

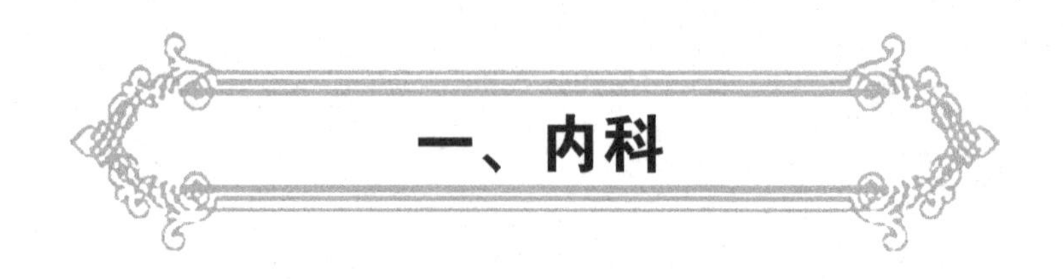

一、内科

患神经痛　桑树根治

【组成】鲜桑树根（连皮）200克。

【用法】上药洗净放锅内，加水3碗，煎至1碗，加白糖30克，每日服1剂。

【主治】坐骨神经痛。

治神经痛　中医有方

【组成】制附子10克（先煎），桂枝、独活、杜仲、牛膝、秦艽、防风各8克，当归、牛膝、熟地、白芍各6克，细辛、甘草各3克。

【用法】上药水煎分3次服，每日1剂。1周为1个疗程，连用1～3个疗程。

【主治】坐骨神经痛（症见下腰部酸痛或腰部僵直感向大腿后侧或小腿外侧延伸，肌肤麻木不仁，一般夜间加重，畏寒，舌淡、苔白，脉沉细）。

面肌痉挛　中药可治

【组成】防风、赤芍、全蝎、胆南星、白芷、红花、地龙、白菊花各10克，麻黄3克，川芎15克，甘草6克。

【用法】上药水煎分3次服，每日1剂。

【主治】面肌痉挛（本方适用于面肌痉挛初发者）。

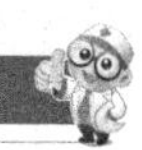

肝炎黄疸　中医可治

【组成】茵陈、积雪草各30克，山栀子10克，板蓝根、车前草各15克。

【用法】上药水煎分3次服，每日1剂。

【主治】急性肝炎黄疸。

患胆结石　服利胆散

【组成】郁金、鱼脑石各60克，明矾、芒硝各30克。

【用法】上药同研成极细粉，每日2次，每次3克，温开水送服。

【主治】胆结石，中医辨证属肝郁腑实型。

胆结石痛　三金汤治

【组成】金银花、金钱草、菟丝子各15克，鸡内金12克，车前子10克。

【用法】上药共放药罐内，加适量水，水煎分早晚两次服，每日1剂，连服数剂可见效。

【主治】胆结石腹部隐痛。

患阑尾炎　服银英汤

【组成】金银花、蒲公英各20克，丹皮、川楝子、木香各10克，大黄4克。

【用法】上药加水煎沸15分钟，滤出药液，再加水煎20分钟，去渣，两次所煎得药液兑匀，分3次服。每日1剂。

【主治】慢性阑尾炎。

脾虚久泻　香枣汤治

【组成】木香8克，大枣10枚。

【用法】大枣去核小火先煮30分钟，加入木香再煮片刻，去药渣温服，每日1剂，分2次或3次服。

【主治】脾虚久泻（可见泄泻久治不愈，大便清稀，四肢乏力，腹胀不舒，面色苍白，舌淡、苔白，脉细涩者）。

秋季腹泻　中医有方

【组成】石榴皮、黄连、五倍子各10克。

【用法】上药共研细粉备用。使用时，取药粉加入适量面粉、水调成糊状，取适量填入肚脐，外用纱布、胶带固定，每日换药1次，连用2～5日。

【主治】秋季腹泻。

老年便秘　中药巧治

【组成】白芍、升麻、玄参各8克，生地、黄芪各15克，肉苁蓉、党参、当归、白术、决明子、火麻仁各12克。

【用法】上药水煎，取药液，分3次服用。每日1剂，连服5日。

【主治】老年性便秘（症见胃口差，大便艰难，数日一解，有便意但无力排出，舌淡、苔白，脉细）。

气虚浮肿　吃芪参粥

【组成】炙黄芪30克，党参15克。

【用法】上药泡水30分钟后煎取汁，与100克粳米煮粥，调入少量白糖服食。

【主治】气虚浮肿（适用于老年体弱或慢性腹泻引起的气虚浮肿，可见气短乏力，面色苍白，舌淡、苔白，脉虚无力者）。

盗汗自汗　麦芪汤治

【组成】黄芪、浮小麦各30克，党参15克，生地、百合、白术各12

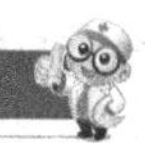

克，煅牡蛎（先煎）20克。

【用法】每日1剂，水煎3次后混合药液，早、中、晚分服，小儿用量酌减。

【主治】盗汗自汗。

流行感冒　中医有方

【组成】连翘、防风各40克，桑叶、金银花、黄菊花各35克，桂枝12克。

【用法】将上药混匀研成细粉，装袋备用。每次使用前先洗净擦干脐部，再取药粉10克外敷于脐部，胶布固定，每晚换药1次，3日为1个疗程。

【主治】流行性感冒。

冠心胸痛　药粥可治

【组成】丹参、山楂各30克，红花、当归各10克，粳米100克，红糖适量。

【用法】将前4味药水煎取汁，用此汁液与粳米、适量水共煮粥，待粥熟时加入红糖即可，分早晚2次服用，每日1剂，连用3～5剂即可止痛。

【主治】冠心病胸痛。

低压眩晕　中医调治

【组成】黄精、党参各20克，炙甘草12克。

【用法】上药一起放入锅内，加清水适量，水煎分早晚两次服用，每日1剂。一般服药4剂或5剂即可治愈。

【主治】低血压眩晕。

患老胃病　药粥可治

【组成】炒莱菔子（打碎）10克，陈皮6克，粳米100克。

【用法】将炒莱菔子、陈皮洗净，放入砂锅，加水400毫升，煎沸20分钟，弃渣取汁，与粳米、清水共煮成粥。

【主治】慢性胃炎，症见胃痛、腹胀、食欲不振、嗳气酸腐、大便宿臭，中医辨证属食积气滞型者。

胃肠溃疡　服溃疡粉

【组成】蚌壳（煅）、海螵蛸、甘草、延胡索各30克。

【用法】上药同研成细粉（以无颗粒感为度），每次服4克，温水送服，每日3次。

【主治】胃及十二指肠溃疡。

消化溃疡　中医有方

【组成】云南白药1瓶，大枣10枚，饴糖60克。

【用法】将大枣与饴糖蒸熟后先食枣肉，再倒入云南白药每瓶的八分之一于碗内，拌匀趁热服，每日2次，连续服2～3个月。

【主治】消化道溃疡（本方可化瘀止痛、理气止痛，适用于肝气不舒、瘀血阻滞所致的消化性溃疡）。

消化溃疡　砂仁粥治

【组成】砂仁（打细粉）5克，粳米60克。

【用法】粳米煮粥，粥煮好后，调入砂仁细粉，再煮沸即可，分2次服用。

【主治】消化性溃疡气滞型，症见上腹胀满疼痛，食后加重，食欲不振。

消化不良　服中药粉

【组成】白扁豆100克，炒薏苡仁50克。

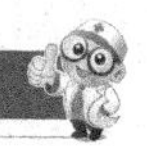

【用法】上药研成细粉后装瓶备用。使用时，每次取药粉15克，用温开水送服，每日早、晚各服1次。

【主治】消化不良。

患膀胱炎　饮车茅汤

【组成】白茅根20克，车前草10克，山栀子6克。

【用法】三药一同放入砂锅，加水2000毫升，煎煮20分钟，去渣取汁，分早晚空腹温服，每日1剂，5剂为1个疗程，连用1至2个疗程。

【主治】膀胱炎（可治小便刺痛、尿少尿赤等症）。

前列腺炎　丹虎汤治

【组成】生地、黄芩、女贞子、知母、山药、续断各10克，丹皮、黄柏、虎杖各12克。

【用法】水煎分3次服，每日1剂。

【主治】前列腺炎（可见尿频，尿急，尿滴白，腰膝酸软或疼痛，潮热盗汗，舌红、少苔）。

鸡睾丸酒　可治阳痿

【组成】公鸡睾丸10个，磁石10克。

【用法】上药一起浸白酒1000毫升，一周后酌量饮此药酒，一般需饮服30天（有饮酒禁忌者不宜服用）。

【主治】阳痿。

夜尿频繁　食疗有方

【组成】枸杞子15克，山药30克，益智仁10克，陈皮3克。

【用法】上药与猪肚1个，姜、葱、盐少许炖汤服。

【主治】夜尿频。

夜间尿频　敷吴茱萸

【组成】吴茱萸60克。

【用法】吴茱萸研粉后装入布袋中，封口，隔水蒸5～10分钟后取出，待温度适宜时外敷腰部两侧肾区部位。每次敷15分钟，每日1次。每剂药加温后可重复使用3～5日。

【主治】夜尿频。

久咳不愈　中医有方

【组成】百合30克，桑叶12克，蜜炙枇杷叶10克，麦冬、杏仁各9克。

【用法】上药水煎分3次服，每日1剂。

【主治】久咳（可用于治疗感冒治愈后咳嗽、干咳无痰、口干咽燥者。久咳不愈、咳嗽较甚、咳痰带血者也可服用）。

患气管炎　食疗有方

【组成】芡实80克，老鸭1只。

【用法】鸭子去毛和内脏，洗净，然后把芡实装入鸭腹，放进砂锅中，加水适量，放入少许葱、姜，小火炖熬2小时，至鸭肉熟烂后加盐食用。

【主治】慢性气管炎。

中医验方　妙治“慢支”

【组成】紫菀、款冬花（包煎）各12克，百部8克，生姜2片，乌梅1枚。

【用法】上药水煎，分3次服，每日1剂，连服5～7日。

【主治】慢性支气管炎。咳嗽反复多年，可伴有呼吸不畅，活动或劳力后加重，舌淡、苔白，脉细。

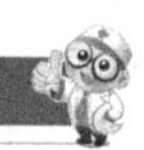

心烦失眠　吃百合粥

【组成】百合30克，枸杞嫩苗叶100克，粳米50克。

【用法】上药共煮粥，加入食盐适量调味食用。

【主治】心烦失眠。

长期失眠　桑椹可治

【组成】桑椹40克（或鲜品80克）。

【用法】煎水250毫升，分2次或1次服下，每日1剂，连服5剂为1个疗程；顽固失眠者可连服2至3个疗程，以巩固疗效。

【主治】失眠。

治糖尿病　用花生根

【组成】花生收获后的地下根茎，除去地上茎叶和泥土杂质，新鲜或晒干备用。鲜品50～100克或干品25～50克。

【用法】水煎分3次服，每日1剂，10日为1个疗程。隔7日再服第2个疗程。

【主治】糖尿病。

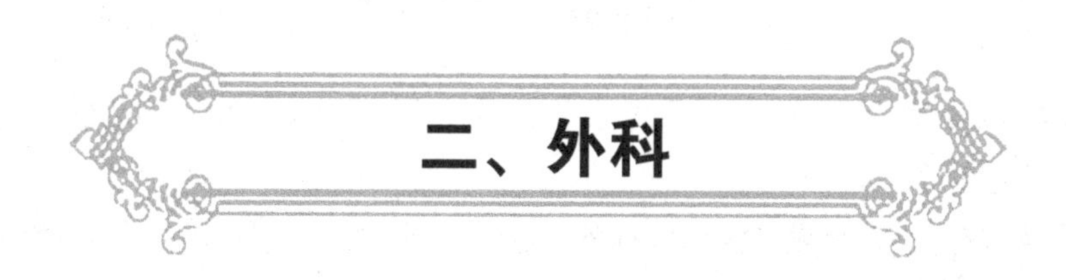

二、外科

内服中药　治腮腺炎

【组成】赤芍、黄芩、白僵蚕、牛蒡子各6克，大青叶、贯众、连翘、夏枯草各8克，板蓝根15克。

【用法】水煎分3次服，每日1剂，3～5剂即可显效。

【主治】流行性腮腺炎。

患腮腺炎　简方可治

【组成】黄花败酱草鲜叶适量，石膏粉30克，鸡蛋1个。

【用法】将黄花败酱草捣烂，加入石膏粉，再用鸡蛋清调匀，敷于患处，一般24小时后肿痛可消。有并发症者，可取黄花败酱草15克，水煎分3次服。

【主治】流行性腮腺炎。

治腮腺炎　敷青黛粉

【组成】青黛、赤小豆各30克，大黄15克，鸡蛋2个。

【用法】先将赤小豆、大黄研细粉，再与青黛混匀，平均分成5包备用。用时每次取1包药粉与鸡蛋清调成稀糊状，涂搽于两腮部，干后再搽，次数不限。

【主治】腮腺炎。

前列腺炎　中药坐浴

【组成】大黄、虎杖、延胡索各15克，苦参、黄柏、土茯苓、连翘各25克，黄连50克。

【用法】水煎弃渣取汁3000毫升，入木盆内（散热慢），先熏蒸后坐浴30分钟（急性期忌用），每日1剂，早晚各1次，10日为1个疗程。

【主治】慢性前列腺炎。

跟骨骨刺　药醋泡脚

【组成】威灵仙250克，牛膝、狗脊各25克，透骨草20克，陈醋0.5公斤。

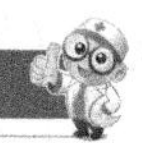

【用法】上药用陈醋浸泡2小时后，水煎取液，倒入木盆中，待温度适宜时浸泡双足，每次20分钟，每日1次或2次。4日后再换新药，10日为1个疗程。如浸泡后略有肿痛，不必惊慌，如能耐受，可继续浸泡，直至疼痛消失为止。

【主治】跟骨骨刺。

中药外敷　治足跟痛

【组成】川芎30克，没药、乳香各20克。

【用法】上药共研成细粉，用米醋调成糊状。每晚睡前用热水泡脚后，先用生姜片涂擦患处几分钟，然后取适量药糊外敷足跟处，用塑料薄膜覆盖，纱布包扎，再用热水袋热敷，次日早上取下，7日为1个疗程，连用两个疗程。

【主治】足跟痛。

糖尿病足　中医外治

【组成】当归、鸡血藤、桃仁、红花、桑枝、桂枝各10克，苏木30克。

【用法】上药包成药包。加水适量把药包煮好以后，药包半干后放在腿、足背上，持续一定的时间，通过药液的透皮作用，达到治疗的目的。

【主治】糖尿病足早期。

中药坐浴　妙治痔疮

【组成】忍冬藤、大蓟、鱼腥草各60克。

【用法】上药水煎后将药液倒入木盆内，先趁热熏患处，等水温适宜时再坐浴20～30分钟，早晚各1次，坐浴同时配合做提肛运动。

【主治】痔疮。

罹患脱肛　简方可治

【组成】巴戟天10克，猪大肠150克，食盐适量。

【用法】将猪大肠洗净，巴戟天装入猪大肠中，放入大碗内，隔水炖至烂熟，去巴戟天，加食盐调味即可。喝汤吃猪大肠，每日1剂，连用3～5剂。

【主治】脱肛（对阳气不足、气虚下陷所致的脱肛有效）。

老年疝气　茴香粥治

【组成】小茴香15克，粳米100克。

【用法】先将小茴香水煎后去渣取汁，然后放入粳米煮成稀粥，分2次服，每日1剂，3～5日为1个疗程。

【主治】老年人疝气（本方对小肠疝气、睾丸肿胀以及鞘膜积液、阴囊橡皮肿等症均有效）。

汗出狐臭　药酊外涂

【组成】胡椒、花椒各30克。

【用法】上药研粉，加冰片6克，用75%酒精调匀，每日取适量敷两腋下，连用15天。

【主治】狐臭。

关节损伤　外洗有方

【组成】血竭、没药、乳香各20克，红花、桃仁各15克，山栀子、伸筋草、鸡血藤、透骨草、桂枝各30克，香樟木50克，制附子10克。

【用法】水煎取液，趁热熏蒸患处，待温度适宜时洗患处，每日2次或3次，每剂药可用2日，连用7～14日。

【主治】骨关节损伤。

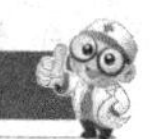

肩颈疼痛　姜醋外涂

【组成】生姜50克，盐少许，米醋250克。

【用法】上药煎煮，一次内服1小杯，同时可将其余生姜醋液外涂疼痛处，按摩至热为度。

【主治】肩颈疼痛。

患颈椎病　涂羊骨酒

【组成】羊骨头100克。

【用法】将羊骨头砸碎炒黄，浸白酒500毫升，3日后擦涂颈部，每日3次。

【主治】颈椎病。

寒湿腰痛　药糊热敷

【组成】当归15克，苍术10克，干姜50克。

【用法】上药共研成细粉后用75%酒精调成糊状，外敷于腰痛最明显处，外用纱布、胶带固定，并用热水袋热敷。每次热敷20分钟，每日1次，连用1周。

【主治】寒湿性腰痛。

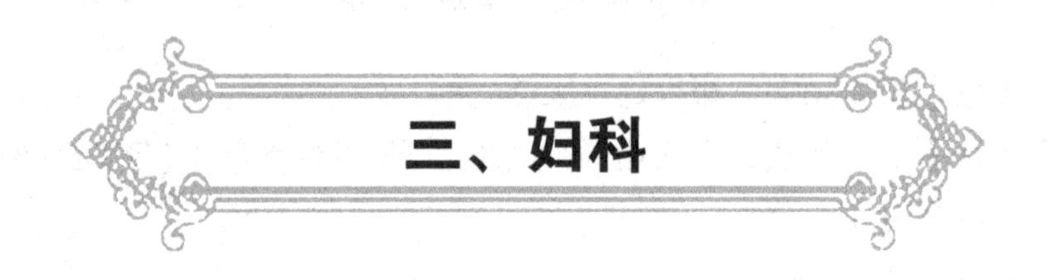

三、妇科

白带增多　吃黄芪粥

【组成】黄芪（切片）30克，小米100克。

【用法】先将黄芪加水1000毫升，煮至600毫升时，去渣留汁，再加入洗净的小米，用小火慢熬至粥将成时，加适量冰糖，分3次空腹食用，连服3～5日。

【主治】气虚白带增多。

血瘀痛经　服调经汤

【组成】丹参、益母草各15克，香附8克。

【用法】上药水煎分3次服，每日1剂。

【主治】血瘀型痛经，症见经期腹部疼痛，月经有血块，舌有瘀点，脉涩。

川芎红茶　可治痛经

【组成】川芎、红茶各6克。

【用法】上药放入保温瓶内，倒沸水浸泡15分钟左右，代茶饮服，每日1剂，从经前3至4日开始服用，连服5日。

【主治】痛经。

子宫脱垂　药粉敷脐

【组成】枳壳25克，升麻、黄芪、柴胡、党参各20克。

【用法】上药研粉，装瓶备用。每次取药粉适量，用陈醋调成糊状，使用前先在患者肚脐中纳入人工麝香1克，再将调好的药糊敷于脐部，外用纱布覆盖，胶布固定，2日换药1次，5次为1个疗程。

【主治】子宫脱垂。

急性“乳炎”　鲜药外敷

【组成】鲜蒲公英（连根）、鲜紫花地丁、鲜芙蓉叶各30克。

【用法】以上鲜药洗净，加醋捣烂，外敷肿痛处。干品可共研成粉，用醋加面粉调成糊状外敷。

【主治】急性乳腺炎。

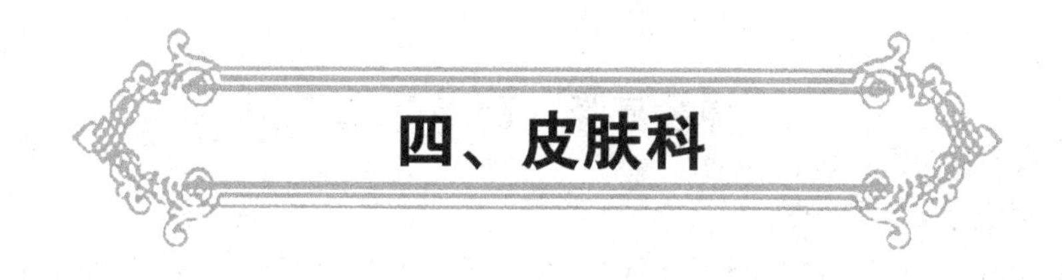

四、皮肤科

治手脚癣　蒜醋外涂

【组成】白醋250毫升，大蒜250克。

【用法】把大蒜切碎捣烂后，浸泡在白醋中，2天或3天即成。取药醋外涂于手或脚，次数不限，每次20～30分钟。

【主治】手足癣。

皮肤瘙痒　中药内服

【组成】白芍、当归、川芎、麦冬各10克，生地15克，玄参12克。皮肤剧痒者，加蝉蜕6克，蛇床子10克；心烦、焦躁者，加柴胡10克；胃口差者，加山楂10克。

【用法】每日1剂，水煎分3次服。

【主治】血虚型皮肤瘙痒。

皮肤瘙痒　淘米水治

【组成】淘米水1000毫升。

【用法】淘米水中加入食盐100克。两者放入锅中煮沸10分钟后，倒入洗浴盆中，待水温适宜时用干净毛巾蘸其液擦洗患部。每日1次，一般3～5天可见效。

【主治】皮肤瘙痒。

神经皮炎　药醋外涂

【组成】黄柏50克。

【用法】用米醋200毫升浸泡黄柏7天，纱布过滤，滤液装瓶备用。每次使用前先将患处用温水洗净，然后用棉签蘸取药液涂擦患处。每日2次，7日为1个疗程。

【主治】神经性皮炎。

过敏皮炎　中医妙治

【组成】五味子、防风、乌梅、荆芥各10克，桂枝、麻黄、升麻各5克。

【用法】上药水煎2次，去渣取汁，合并2次药液，分早、中、晚3次服，每日1剂，连用5～10剂。

【主治】过敏性皮炎（皮肤瘙痒，伴随丘疹及水泡，有烧灼及胀痛感，舌淡、苔薄白，脉浮）。

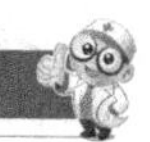

外涂药糊　治脓疱疮

【组成】苦参20克（研细粉），冰片0.5克。

【用法】上药用红霉素软膏适量调成糊状，外涂患处，每日1次。治疗期间，禁食油炸、煎炒及鱼腥等发物。

【主治】传染性脓疱疮。

罹患湿疹　外治有方

【组成】绿豆0.15公斤。

【用法】将绿豆炒焦研粉，加醋调敷患处，每日2次，连涂1周。服药期间忌食花椒、胡椒。

【主治】湿疹。

脸部痤疮　丹参巧治

【组成】丹参100克。

【用法】丹参研为细粉，每次取3克，温水送服，每日3次。可逐渐减量至每日1次，每次3克，一般连服6周。

【主治】痤疮。

脸部长斑　涂白芷粉

【组成】白芷30克，研成细粉。

【用法】用蜂蜜50克将白芷粉调匀后用瓶封存。每晚睡前用温水洗脸后，将该药搽涂于长斑皮肤，次日早晨用温水洗除，连续用1～3个月可见效。

【主治】脸斑。

小儿疥疮　搽“正气水”

【组成】藿香正气水1瓶。

【用法】藿香正气水适量加等量冷开水混匀备用。使用前洗净患处，并用生理盐水冲洗消毒，而后取上药外搽患处，每日3次或4次，连续3～5天。

【主治】小儿疥疮。

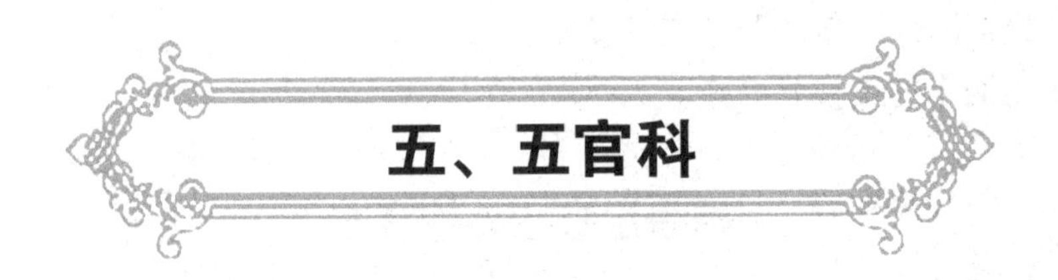

五、五官科

耳鸣耳聋　中医有方

【组成】女贞子20克，桑椹10克，旱莲草15克。

【用法】上药水煎分两次服用，每日1剂，连服半个月为1疗程。

【主治】耳鸣耳聋（可见腰膝酸软，口干，舌红、少苔，脉细数，中医辨证属肝肾阴虚者）。

罹患耳鸣　葛参汤治

【组成】葛根20克，丹参、当归各10克，石菖蒲、白芍、赤芍各12克，茯苓、柴胡、法半夏、蝉蜕、橘红、白僵蚕各8克。

【用法】水煎分3次服，每日1剂，连服3～5剂。

【主治】神经性耳鸣（在无任何外界刺激下感觉耳内有蝉鸣或其他单一杂音，听力逐渐减弱，偶见头晕，舌暗、苔白，脉弦）。

脓性耳炎　药液滴耳

【组成】冰片1克，庆大霉素8万单位，地塞米松注射液5毫升。

【用法】冰片研粉后，与庆大霉素一同放入地塞米松注射液中溶解。用时先用双氧水洗净耳中分泌物，再用棉签拭干，滴冰片液3～5滴，再用药棉堵住外孔，每日3次。

【主治】脓性中耳炎。

药液滴鼻　快速退热

【组成】柴胡注射液适量。

【用法】小儿每次左右鼻孔各滴药液2滴，成年人每次左右鼻孔各滴药液4滴。体温高者15分钟滴1次，待热势下降，改为半小时或1小时滴1次。一般患者滴鼻4小时后开始退热，24～48小时体温可降至正常。

【主治】感冒发烧（柴胡性微寒，味苦，具有清热解毒之功效，柴胡注射液滴鼻治外感风热引起的发热有较好效果）。

患白内障　药粉涂鼻

【组成】鹅不食草25克，冰片5克。

【用法】上药共研成细粉，装瓶备用。使用时用棉棒蘸药粉少许涂于鼻中。每日3～5次，30日为1个疗程。还可同时配合服用杞菊地黄丸，治疗期间忌食辛辣食物，保持心情舒畅。

【主治】老年白内障早期。

老年“飞蚊”　简方可治

【组成】熟地20克，山药、白芍各15克，枸杞子、菟丝子、当归、丹皮、白蒺藜各10克。

【用法】水煎分3次服，每日1剂，连服20剂即可见效。

【主治】老年飞蚊症。

老年口干　枸麦汤治

【组成】枸杞子30克，麦冬10克，甘草3克。

【用法】水煎服，每日1剂，分早晚2次服。一般连服3剂或4剂便可消除口干症状。

【主治】老年口干症。

口含芦荟　缓解牙痛

【组成】1小片新鲜芦荟。

【用法】剥除外皮，把含黏性液体的叶肉含于有疼痛处，2～3小时疼痛就能得到缓解。

【主治】牙痛。

虚火牙痛　生地粥治

【组成】生地30克，大米50克，白糖适量。

【用法】将生地、大米放入锅内，加适量清水，煮成粥，去生地，加入白糖即可食用，每日1剂。

【主治】虚火牙痛。

实火牙痛　糖腌苦瓜

【组成】苦瓜1个。

【用法】苦瓜洗净切碎，捣烂如泥，放入适量白糖，拌匀，腌制2小时即可。1次服完，连服3次即可见效。

【主治】实火牙痛。

牙痛不愈　中医有方

【组成】花椒、细辛各3克，白芷、防风各6克。

【用法】上药水煎，取药液1大杯，一半含漱，一半内服，一般1剂即可见效，重者2剂或3剂。

【主治】牙痛。